5分鐘經絡按摩

幫孩子調體質、強身健體

孫茂峰、王宏銘、張絜閔／著

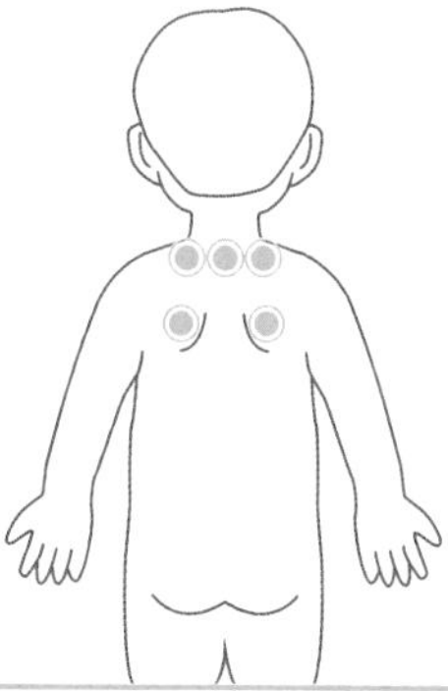

◈自序

如果在街上隨機詢問路人，幾歲以下的孩子需要看兒科，6歲？12歲？國中？高中？……相信答案會非常分歧，之所以如此，是因為國人對兒科範疇不甚了解所產生的誤會。

現代人營養充足，國高中生往往都已經具有成人的體格和身高了，然而我們不能只以外觀來目測年齡；孩子的生理與心理發展狀況，乃至疾病類型，皆與成人有別，切不可混為一談，醫師在診斷時也要從不同的角度切入，才能更為周全。

為人父母者最怕孩子生病，尤其他們的不舒服常好發於三更半夜，若是年紀太小，還不會表達他是哪裡痛，只能哭鬧打滾，更讓家長急得像熱鍋上的螞蟻。此時，若能應用一些手法，例如中醫的推拿按摩，暫時舒緩其疼痛感與不安的情緒，或許就能將失控的情況，做一妥善的處理。當然，病情如果緊急，還是要立即送醫為要。

本書即是以小兒常見之疾病或症狀為主軸，詳細敘述中醫相關的內治（飲食加上藥膳調養）與外治（經絡＋穴位按摩）法，期冀雙管齊下，讓孩子早日恢復健康。

像是天氣炎熱時，腸病毒就會流行起來，針對這種「濕熱型」的疾病，很多人不曉得，我們常喝的綠豆薏仁湯，就是一道清熱利濕的食療方，只要注意糖加少一點和常溫飲用兩個重點即可。而街頭或夜市的平價小吃四神湯，竟然是健脾胃、固肺腎的經典藥膳，可見老祖宗的智慧，早已深入日常生活中。

至於按摩方面，中醫自古就有小兒推拿的論述，現代醫學也證實，藉由爸爸媽媽對孩子肌膚的撫觸，不僅可以增進親子感情，也能使他們的肌肉放鬆，舒緩緊張或不適感。

這種非語言的情感溝通，在施行時如果能挑選幾個適合的穴位，絕對是事半功倍，有數不清的優點和好處。例如，以肚臍為中心順時針摩腹，就可以解決惱人的便祕；對於每日必用3C的兒童，多按手上的合谷穴，即是視力保健最有效的方式之一。

中醫不是只靠幾本古書就能行遍天下，許多觀念和做法仍是與時俱進的，如「針刀」、「美顏針」、「埋線」等，其中，「雷射針灸」就是最好的例子。除了消除一般人怕痛的反應外，它與針灸幾乎有同等療效，更增加治療的安全性。

希望在總結過去經驗與引入創新嘗試相互融合的今日，傳統醫學能繼續發揮其特色和專長，來解決各種小兒流行病與層出不窮的疑難雜症，也讓家長於消炎藥、止痛藥、退燒藥的糾結掙扎中，有另一項減輕煩惱的選擇。

孫茂峰

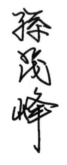

目錄

第一章 認識中醫兒科

第二章 孩子為何經常生病？

目錄

第四章 爸媽最關心的小兒非急重症

目錄

第五章 提升免疫力，逆轉過敏體質！

第六章
按節令調整孩子體質，讓他頭好壯壯

附錄 傳統針灸進階版——雷射針灸

第一章

認識中醫兒科

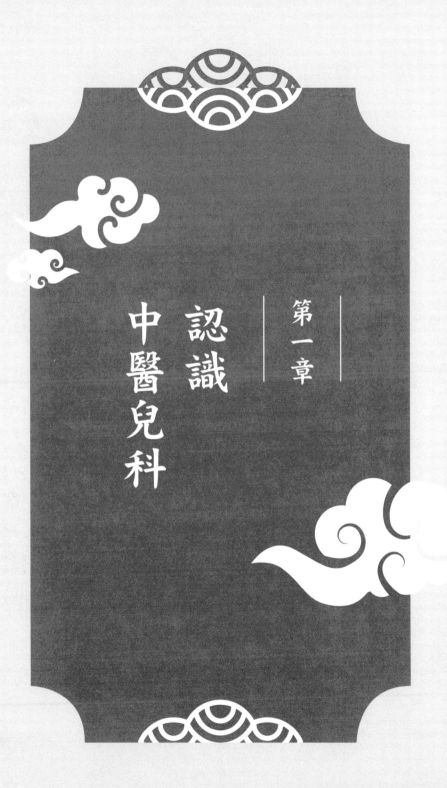

「兒科治法」和成人治療一樣嗎？

「兒童並不是大人的縮小版」；除了生理結構及疾病型態與成人不盡相同之外，身心發展通常要到18歲以上，才會趨於穩定。也就是說，大多數的疾病型態和治療法，成人和兒童都要有所區別。

◈ 18歲以下要就診兒科？

青少年的身體雖然已像個大人，但是人格、認知等發展卻還未臻成熟。所以「中醫兒科」是專門針對18歲以下的嬰幼兒、兒童和青少年為診療對象的科別。兒科在中醫素有「啞科」之稱。古籍有云：「寧醫十男子，莫治一婦人。寧治十婦人，莫治一小兒。」道出中醫兒科看診的難度。所以不論中醫或西醫，世界各國（包括台灣）都明訂18歲以下屬於兒科範疇，這是因為太多的疾病型態成人和兒童有明顯區別。

比方說胸痛，成人的心臟科可能要先排除心肌梗塞的危險；但胸痛發生在兒童身上，則心肌梗塞的可能性微乎其微，反倒要納入心肌炎、川崎氏症和氣喘等鑑別診斷。又例如腸胃炎，兒童要多注意腺病毒、輪狀病毒的感染，也要謹記幽門狹窄、小兒腸套疊等；而這些問題不會在成人看到。各式各樣的兒童疾病與症狀，如果由兒科來診斷，會更完全與更仔細。

◈嬰兒適合食用中藥嗎？

有些人會擔心，寶寶的腸胃系統發育尚未完全，沒有足夠的消化能力，可以吃中藥嗎？我的觀點是，既然孩子生病時可以吃西藥，那為什麼不能吃中藥？中藥在華人世界裡，也歷經了幾千年的人體試驗，當然與一般藥物無異，所以孩子生病或有症狀時，自然可以透過中醫、中藥來治療與調理；且合格的醫療院所，其採用的科學中藥，都來自GMP認證藥廠，對於農藥、重金屬及有效成分等，都經過嚴格把關，家長無須太過擔憂。

更何況如果對症，多數的小朋友服用中藥後，會復原得很快，也較少副作用。兒科醫師開藥時，還想方設法考慮口感、氣味和劑量，讓中藥不那麼難吃。家長不用刻意強調是藥物，大部分的孩子其實接受度還滿高的。

◈「苦!?」這樣做，讓中藥更好入口

中藥比較少像西藥有水劑、錠劑等類型，而是以散劑、湯劑為主，所以如何選擇較適合的藥物，並指導恰當的餵藥方式，也是一大重點。若是嬰幼兒，建議可準備像滴管、空針筒、餵藥器等輔助工具，或是將中藥粉混水，再以黑糖、蜂蜜等做調和餵食（但要特別注意的是，由於蜂蜜在加工製作的過程中，會有肉毒桿菌汙染的疑慮，因此不建議一歲以下的幼兒使用）。

少量多次，避免在吃飽後服用，皆能減少孩子吃藥的不愉快感，並提升配合度；切記不可捏著他的鼻子硬灌，或將藥粉加入牛奶、果汁中。

兒科醫師也要學習和兒童的互動方式，如何誘導他們乖乖的坐好，張口查舌，借摸小手把脈，詢問不舒服的症狀，這些都是需要訓練和培養的專業，由此可見中醫兒科醫師的珍貴性。

有鑒於此，目前衛福部已規劃中醫專科醫師制度，相信不久的將來，會有更多專業的中醫兒科專科醫師能為大家服務。

◈藥物劑量按照體重加以調整

兒童口服科學中藥的劑量，通常會依照體重去調整，40公斤大概可以服用和成人一樣的劑量，30公斤則是成人劑量的四分之三，而20公斤約為成人劑量的一半，依此類推。

兒科的藥物還需要考量口感和氣味，通常選擇比較甘甜好入口者。除了上一段提到，可以加入黑糖、蜂蜜佐味外（再次提醒：不建議一歲以下的幼兒使用蜂蜜），如果真的還是難以下嚥，則可試著將中藥粉加入常溫水，攪拌一下後泡個十分鐘，等藥粉稍微沉澱後喝上清液，這樣的效果都比拒服或吐掉來得好。

◈針灸治法，小朋友也能安全適用

中醫的治療特色之一，便是針灸。針灸有很多優點，除了顯而易見的止痛，放鬆肌肉與筋膜等軟組織外，還可以疏通經絡、調和陰陽、扶正祛邪等。針灸的針因為非注射用，所以可以做得很細；用在臉部的美顏針，就只和髮絲差不多粗細。

小朋友經過西醫預防針的洗禮後，通常會對針感到害怕，中醫在以針灸治療他們時，所採取的做法是針數少、淺刺、不留針。幸好現在科技進步，國內各大醫院都有採用雷射針灸，運用低能量的雷射在穴位上做刺激，達到和傳統針灸類似的效果，但卻沒有入針時的刺痛感，很適合用在小朋友或怕針的人身上（關於雷射針灸，後面的章節會有介紹）。

◈薰蒸、藥浴與敷貼，自然療法效果讚

薰蒸治療用在鼻過敏或呼吸道過敏的孩子身上，往往有很大的幫助。溫熱的蒸氣能夠濕潤呼吸道，稀釋痰液、鼻涕等黏稠的分泌物。醫療器材行有不少蒸氣噴霧治療儀，可衡量個人能力及需要購買，有的還附帶吸鼻器的功能，大人小孩都能使用。

如果熟悉精油的特性，可以依照需求，添加像尤加利、佛手柑、辛夷花、薄荷、樟樹、茶樹等精油，但要避免成分裡含有揮發性有機溶劑者，且記得使用時要稀釋，一歲以下的小孩則不適合使用精油。

「藥浴」是將中藥材煮成藥液後，用來浸泡或擦拭，特別適合需要經皮吸收的狀況。如皮膚的問題；小孩常見的有異位性皮膚炎、蕁麻疹、濕疹、癢疹等。另外感冒時發燒或咳嗽不止，也可以使用藥浴來緩解和治療。「穴位敷貼」則是將中藥做成藥

餅，選擇與治療相應的穴位敷貼，經皮吸收的原理和藥浴類似，但更能增強療效。

◈推拿按摩的好處多多

醫師們都很鼓勵爸媽親自動手按摩嬰兒或是幼童，因為按摩不僅可以增進親子感情，也能使肌肉放鬆，抒解壓力，透過撫觸也能增加正向刺激、促進血液循環、提升神經骨骼發展、對腸胃及循環系統發揮作用等，有數不清的優點和好處。

全球目前最大的嬰幼兒按摩國際組織，就屬「國際嬰兒按摩協會」，創辦人在印度擔任志工時，發現傳統按摩有很大的意義，包含它在安撫上的功效，以及非語言的情感溝通。中醫也有小兒推拿按摩，在施行時，如果能挑選幾個適合的穴位，絕對是事半功倍，在本書的後面也會做清楚的說明。

◈中醫治未病，固護正氣、增強體質

父母帶孩子來看中醫，通常可分為兩種情形，一是希望幫孩子治病，如感冒、過敏；二則為常見的調理體質，像是發育緩慢、轉骨，或是胃口不好、開脾健胃等。這些都是屬於中醫的優勢，畢竟小朋友胃口欠佳，西醫還真的沒什麼好方法。

請特別注意的是，中藥和西藥一樣都是藥，有需要的時候服用是「治病」，但身體健康、無症狀或不舒服情形時，就不一定得服用。至於中藥要吃多久？何時可以停藥？

中醫的治療，主要是針對孩子身體的虛實寒熱，透過中藥或其他方式，來讓其整體回到平衡狀態。如果是治病，如感冒，只要症狀緩解、身體痊癒，便能停藥；若是調理身體，如胃口不好、發育緩慢，則在開胃健脾的藥物服用後，只要胃口變好、生長速度恢復到正常水準，自然也可停藥。

雖然孩子可透過中藥來治病、調理體質，但家長仍要改正他們的不良生活習慣（如熬夜晚睡），尤其是飲食方面（愛吃冰冷食物、甜食、飲料等），否則吃再多中藥也是無濟於事。如果不想服用中藥，也能改以穴位敷貼、捏脊推拿、針灸、藥浴或藥膏等由外而內的療法。

若是碰到一些急重症，如氣喘發作、高燒不退等，建議仍要先尋求西醫治療以緩解急症，之後再由中醫做較長時間的調理，以減少復發的機會。為孩子挑選中醫時，要選擇有合格執照的診所，或是直接尋求醫院兒科醫師的協助，切莫隨便給孩子亂服來路不明的中藥。平常也可保留他們的中西藥單，以方便醫師了解孩子的過往病史及體質狀態，如此才能更快速、精準地對症下藥。

第一章

認識中醫兒科

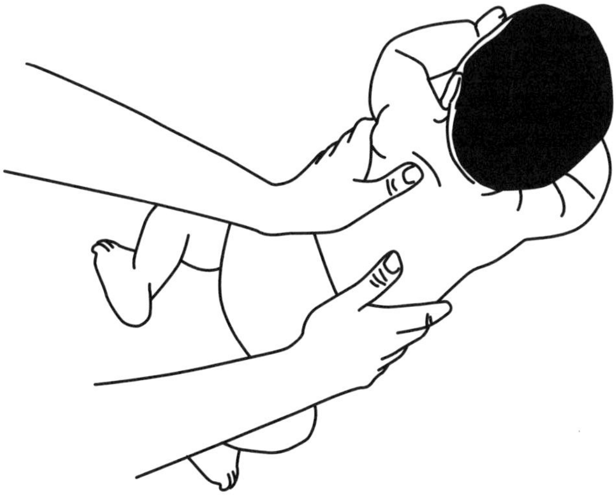

第二章

孩子為何經常生病？

小兒的五臟六腑皆屬嬌嫩，易感外邪

中醫歷代古籍中，醫家對於小兒的敘述不少，歸納起來，可以用以下十六個字來描述其生理特點：「臟腑嬌嫩，形氣未充，生機蓬勃，發育迅速。」了解這幾個特點所代表的意義，便更能掌握中醫兒科的診治方向。

◈小兒有充足睡眠，幫助發育

臟腑指的是中醫的五臟六腑，嬌弱柔嫩，不耐藥物和疾病的攻伐。《黃帝內經》也指出：「嬰兒者，其肉脆、血少、氣弱。」「形」是指形體結構，如四肢筋肉骨髓、氣血津液等。「氣」為中醫生理功能的活動（如肺氣、脾氣、腎氣等），因為發育未臻成熟完善，所以相對於大人均屬不足。

但小兒在生長發育的過程中，循著一定的規律不斷成長，尤其在體格和智能兩方面，發展非常快。台灣有首民謠，裡面是這樣說的，「嬰仔嬰嬰睏，一暝大一寸」，充足的睡眠就能驗證生機蓬勃、發育迅速這句話。大部分的小孩都比較怕熱，容易流汗，跑一跑臉就像個紅蘋果。最早的兒科著作《顱囟經》提到，「凡孩子三歲以下，呼為純陽，元氣未散。」說明小孩為純陽之體，像東升的旭日，如草木萌發般欣欣向榮。

在中醫的五臟中，孩子多被描述為「心、肝常有餘，肺、脾、腎常不足」。心肝火旺可以表現在其容易嘴破，夜眠易翻動啼哭，治療上常會清心火、清肝火。

肺為嬌臟，意思是肺相對於其他臟器更嬌弱柔嫩，現代小孩的上呼吸道過敏、易感冒，和「肺衛不顧表」有很大的關係。中醫的「脾」是和消化系統、肌肉發育有很大的關連；「脾胃虛」的孩子常常胃口不好，長得也比較瘦小，生長曲線總排在倒數。中醫的「腎」則和泌尿生殖系統有關，舉凡頻尿、夜尿，還是性早熟、晚發育都要考慮到「腎氣」。

◈掌心是個小藥箱

每個臟腑該如何補瀉調理，除了使用中藥、針灸外，掌心其實也是個小藥箱。明代大醫家張景岳在《景岳全書．小兒則》中提到，「臟器清靈，隨撥隨應，但能卻得其本而撮取之，則一藥可癒。」好好運用推拿按摩的方式，孩子可以避免吃藥之苦，乍看之下家長好像比較勞累，但挪一些滑手機看電視的時間，用來增進親子情誼交流，減少孩子生病時的擔心掛慮，何樂而不為呢？

◈成長發育有先天性與後天性之差別

許多父母在孩子成長過程中，都相當擔心他的發育。有不少寶寶，出生時身高體重都是標準，但隨著漸漸長大，生長百分位反而一直往下掉，最後跌到了「3％俱樂部」。也有的寶寶，出生時早產瘦小，經過調養後慢慢趕上，甚至身高一躍成為前段班。

我有一個三十多周的早產兒患者，出生時在保溫箱住了兩個多月，學齡期前後的發展也相對較慢。但父母親不氣餒，持續地陪伴他復健、早療和針灸，現在大學畢業，和一般人沒什麼兩樣，有一份穩定的工作和收入。更重要的是，雖然他的父母都不算高，但良好的習慣（睡飽吃好勤運動），讓這個孩子長到一八一公分，我也常以此例勉勵患者和家長。

孩子出生時像張白紙，後天的飲食作息與生活習慣像是顏料，一筆一畫的塗抹在紙上。冰品像是藍筆，為孩子的寒性體質上色；烤炸辣是紅筆，為熱性體質打底。而早睡早起、充足睡眠、均衡飲食、規律運動等好的生活習慣，還有中醫簡、便、廉、驗的體質調理，就像是萬能橡皮擦，能幫混了各種顏料而髒掉的紙弄乾淨些。

◈五臟六腑彼此間互生互剋

中醫的臟腑是相對應的，五臟為肝、心、脾、肺、腎，而對應者是膽、小腸、胃、大腸、膀胱。按照相生順序來排列，即肝生心、心生脾……最後輪回來腎生肝；相剋順序則是跳一格，即肝剋脾、脾剋腎……最後腎剋心。治療上一律要注意脾胃的狀況，例如，補了肝，會不會間接傷害到脾胃（肝剋脾）；心血不足，可能脾胃連帶受影響（心生脾）等等。

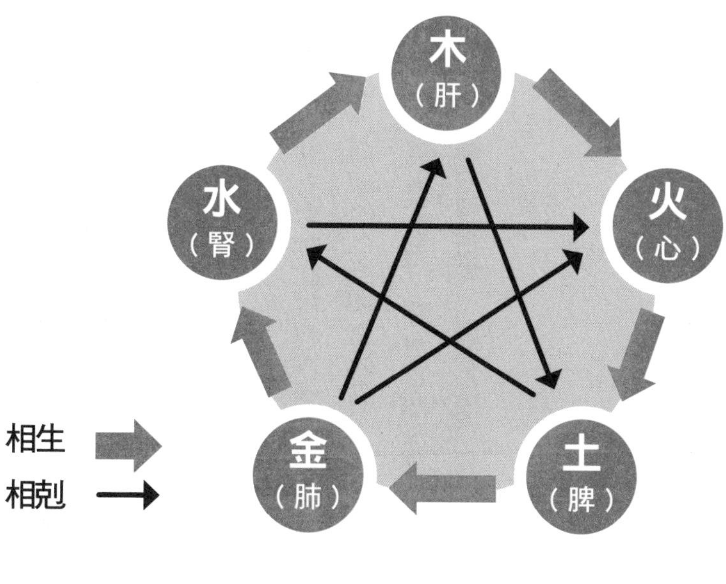

▼心主神明、主血脈

中醫的五臟六腑和西醫所謂的器官，有些生理功能類似，有些卻大不相同。心臟是個幫浦，全身血液循環的動力，有賴其收縮和舒張來推動，使血液運送營養到全身，並將代謝廢物回收。就像基督教有所謂的聖父、聖子、聖靈為三位一體，中醫的心、血、脈也可稱為三位一體。

除了「主血脈」外，中醫所謂的「心」有很大一部分，和「西醫的大腦」及自律神經有關，也就是所謂的「心主神明」。如果人體是一個國家，心便為最高主宰的君王，像元首一樣，領導著其他臟腑器官，是我們精神思考的發源地，還有言語、應答、肢體等外在表現。心「其華在面」，所以中醫師可以透過望診定奪，患者是否心氣虧虛或心血不足，或是反過來說，有心氣過旺、心血瘀阻等問題。

▼肝主筋、主疏泄

接著談談「肝」。西醫的肝主要有幾大功能：如儲存（血液及肝醣）、製造（凝血因子、白蛋白及膽汁）及解毒代謝等；中醫的肝除了藏血這一塊，消化、製造和代謝較不常被提及，反而是情志的關連性，為眾人耳熟能詳。

中醫的肝主疏泄，被稱為「將軍之官」。將軍掌管一國之軍事，需要運用智慧發展對策，思考如何抵抗病邪，其調暢氣機的功能，也和女子月事是否規律密切相關。

肝膽經運行的時間是子丑時，也就是晚上11點到凌晨3點，沒有好的睡眠會讓肝火上升，導致孩子脾氣暴躁，也會影響生長激素的分泌（長不高）。

「肝主筋，其華在爪，開竅於目」，所以孩子喜歡跑跑跳跳，偶有肌腱、韌帶扭傷，治療上也要考慮養肝、柔肝。很多爸爸媽媽會發現孩子指甲長得不好，旁邊的皮也常翻起，像植物的倒刺一樣，除了可能有營養素缺乏的問題外（通常建議補充維生素B群和鋅），也可以利用中醫藥養肝、疏肝。另外，現代3C兒童的通病是近視或散光，除了適度休息不要用眼過度之外，平時也能按摩肝經上的光明穴和太衝穴來做保養。

▼脾主運化、主統血

中醫的脾胃常併在一起談，為「倉廩之官」、「脾為後天之本，氣血生化之源」，管理吃進來的營養如何消化吸收分配，並將養分輸送到全身各處，和西醫的整體消化系統，也就是口腔、食道、胃、大小腸相似。「脾主肌肉、主升清」，可以解釋為好的吸收才能讓肌肉骨骼健壯，不至於下垂無力。

脾另外有統攝血液的功能，和西醫的脾儲存免疫細胞和血液類似。現代飲食西化，孩子容易接觸也喜歡冰淇淋、手搖飲、炸雞、薯條等比較不健康的加工食品，長久下來會導致腸胃損傷，長大後易出現大大小小的問題。建議不要讓孩子太小就養成這種重口味的偏嗜，飲食還是要以天然原型的蔬果和食材為主。

▼肺主氣、主宣發肅降

肺與心在西醫的解剖位置中，位於人體的胸腔內（中醫稱為「上焦」），心主宰心血管循環，肺掌管呼吸系統，兩者相輔相成，故肺也有「相傅之官」的稱呼，亦即宰相之位。

「肺主氣，司呼吸」，是體內外氣體交換的場所，吸入外界的清氣，排出體內的濁氣，這幾點都和西醫的肺功能雷同。肺「開竅於鼻」，另有「宣發肅降」的功能，如果失常，就會出現像哮喘、胸悶、鼻過敏等症狀。肺還能「通調水道」，水液若停聚則容易生痰，甚至水腫。

中醫的肺也和皮毛相關（肺合皮毛），所謂皮毛是泛指皮膚、汗腺和毛髮等一身之表。人體的肌膚有保護自身、抵抗外邪的功能，亦能透過汗腺的閉合調節體溫，如果這面優秀的屏障失能，便容易出現皮膚疾病，也會導致津液外泄、汗出不止。

▼腎主水藏精、主骨生髓

最後談到先天之本的腎。腎為「作強之官、主伎巧」，是聰明靈活的精兵；「腎主水藏精」，維持體內津液的代謝平衡，也蘊藏與天俱來的先天精髓；「腎主骨生髓，開竅於耳及兩陰，其華在髮」，小兒的發展遲緩或先天疾病，遺尿及青春期變化，治療也多要從腎著手。所以中醫的腎，不僅僅是西醫泌尿系統的一環，還與生殖、內分泌系統相關。

如何初步辨識孩子的體質

想知道孩子的體質，或疾病偏向什麼樣的性質，最直接的方法就是望診，可以看鼻頭、舌苔等顏色的狀況判斷。受風寒或肝鬱的孩子，通常山根色偏青，而心火旺、胃熱則舌頭偏紅。

中醫在問診時應用的十問歌：「一問寒熱二問汗、三問疼痛四頭身、五問飲食六問便、七問胸腹八睡眠，九問舊病十問渴（此為依照現代需求，稍微調整過的版本）。」這也說明了臨床上，大家常有的疑惑：為什麼我來看A問題，醫師連B、C、D等其他看似不相關的症狀都要問呢？這其實是為了對孩子的體質有大概的掌握，不過因為還是存在上熱下寒、真熱假寒等較複雜的狀況，例如容易腹瀉卻口乾舌燥，或是明明肚子裡有火，手腳卻是冰冷的，所以建議自己辨證後，如果簡單的緩解治療方式無效，就要趕快就醫，以免耽誤病情。

◈觀察患者的表徵十問

主要照顧者可以觀察以下幾點，提供資訊協助醫師判斷：

1. 寒熱：小朋友比較怕冷還是怕熱（衣著的部分）？喜歡喝溫水還是冰水？
2. 出汗：和其他小朋友比起來，是不是更容易流汗？出汗的位置是手腳還是頭頸部、上背或全身？
3. 疼痛：有沒有關節痛、胸口痛、心悸等問題？
4. 頭身：會不會頭暈頭痛？身體有沒有長疹子或腫塊？
5. 飲食：一般一歲以上，就可以吃完大人主食（麵飯粥）的分量。胃口好不好？喜歡吃什麼類型的食物（澱粉、肉、菜、甜食、烤炸辣）？
6. 二便：每日有大便是理想狀態，且應好解、不黏、易擦拭、量多，若偏乾、偏黏、稀水、量少都不正常。小便則為三歲以上是否還會尿床？
7. 胸腹：夜眠是否喘鳴？是否容易腹脹腹痛？
8. 睡眠：孩子喜歡趴睡嗎？好不好入睡？是否淺眠躁動不安、翻來覆去？半夜是否會踢被子或流汗？
9. 舊病：出生史、生長發育史、疫苗與過敏史、開刀住院史、慢性病史、個人史等。
10. 飲水：小朋友因為陽氣旺盛，飲水量通常也不少。如果常常討水喝，而且拿到後一飲而盡還不夠，便考慮為口乾渴。

◈中醫內治法：飲食＋藥膳調養

除了藥材有溫涼寒燥的偏性，其實食材也不遑多讓。舉例來說，冬天吃完麻辣鍋、咖哩飯，往往會全身溫暖、滿頭大汗，辣椒、咖哩就是明顯偏熱性的食物。夏天時來片西瓜或喝碗綠豆湯，往往能生津解渴、消消暑氣。了解食物和孩子的偏性，便能用食療的方式改善體質，當然同一種食物吃多了都會有問題，所以均衡飲食最重要。

明代兒科名醫萬全在《萬氏家藏育嬰祕訣．鞠養以慎其疾》中說：「小兒無知，見物即愛，豈能節之？節之者，父母也，父母不知，縱其所欲，如肥膩粑餅、瓜果生冷之類，無不與之，任其無度，以致生疾。雖曰愛之，其實害之。」我們要知道，有的孩子不知饑飽，也不懂得挑選健康的食物。作為照護者，乃孩子第一線把關人員，也是他的家庭醫生，應該以身作則，少吃烤炸辣或冰品，多吃蔬果、補充良好的蛋白質。孩子健康，照顧起來也更輕鬆愉快。

◈中醫外治法：經絡系統＋穴位按摩

▼小兒推拿，保身健體

小兒推拿（又稱小兒按摩）是建立在中醫理論的基礎上，以陰陽五行、臟腑經絡等學說為依據，運用推揉按摩等各種手法刺激穴位，使陰陽平衡、經絡通暢、氣血流通，達到所謂調和臟腑功能的目的，為治病保健的一種方法。早在《西漢．帛書．五十二病方》中，就有用湯勺或湯匙的周邊，來刮擦患兒病變部位，以治療疾病的記載；晉代《肘後備急方》中，曾以捏脊的方法治療腹痛；唐代《千金要方》裡介紹，用膏摩小兒囟上及手足心以祛除風寒；明清已有小兒推拿專科；《針灸大成》中的《按摩經》，為現存最早的小兒推拿著作。

推拿是一種未病先防的健康概念。小兒皮膚先天喜撫觸，良性的撫觸有利於發育及身心健康。最好的方式應該是聯合醫療、社區、企業、學校，以及早療和嬰幼兒團體做推廣，用天然的手法提高孩子免疫力，為其健康護航。

◈幫孩子推拿的技巧

▼應用範圍

小兒推拿適合0～14歲的孩子，除了對常見的疾病，如腸胃道症狀（腹瀉、嘔吐、食積（消化不良）、便祕、腹痛、脫肛等）有不錯的療效外，感冒、咳嗽、氣喘、發燒也很有幫助；慢性的遺尿、夜啼等使用小兒推拿後，通常也會有所改善。另操作時要注意向心或離心方向，因為這和中醫強調的補瀉手法有關（離心偏瀉，即帶出外邪；向心偏補，即顧護正氣）。

▼操作順序

1.以左側為主：先上肢（先拉拉孩子的小手，告訴他要開始按摩了，請他不要害怕），接頭面，次胸腹，後腰背，末下肢。

2.先刺激量小的穴位，後刺激量大的穴位。

3.先主穴（300~500下），後配穴（50~100下）。

由於小兒肌膚嬌嫩，神氣怯弱，因此在推拿保健時，要特別注意手法，強調輕快柔和、平穩著實、均勻深透，以便其逐步適應。一般對上肢穴位取單側即可，習慣上只取左側，便於操作。

中醫兒科一點通

兒童推拿的基本取穴法

以下介紹為兩個常用測量法。

1.「手指同身寸法」：取穴的方式有很多，最方便的就是以被推拿者，也就是兒童的手指長度當標準，為「手指同身寸法」。

- 1寸：以被推拿者的拇指關節寬度當1寸。中指的第二節長度也訂為1寸。
- 1.5寸：食指和中指併攏的寬度當1.5寸。
- 2寸：食指和中指、無名指三指併攏的寬度當2寸。
- 3寸：食指和中指、無名指、小指四指併攏的寬度當3寸。

2.「骨度分寸定位法」：古代針灸醫家由臨床實踐中總結，以身體解剖部位為標誌，將兩身體部位之間的長度折量為一定的分寸，作為量取穴位的標準；這種假定、折量的長度，稱為「骨度分寸」。

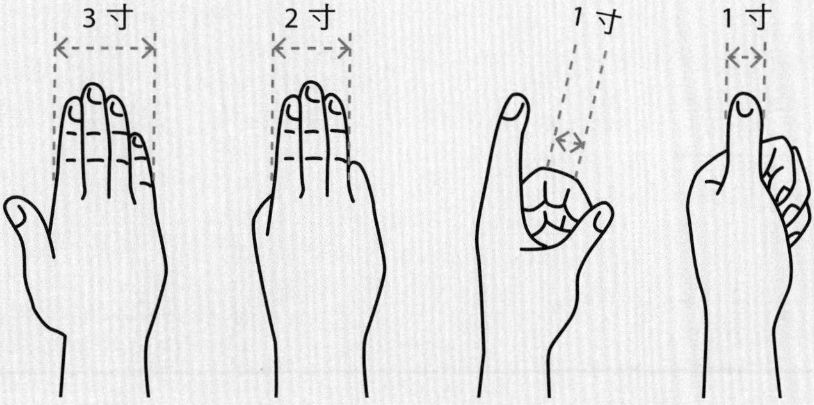

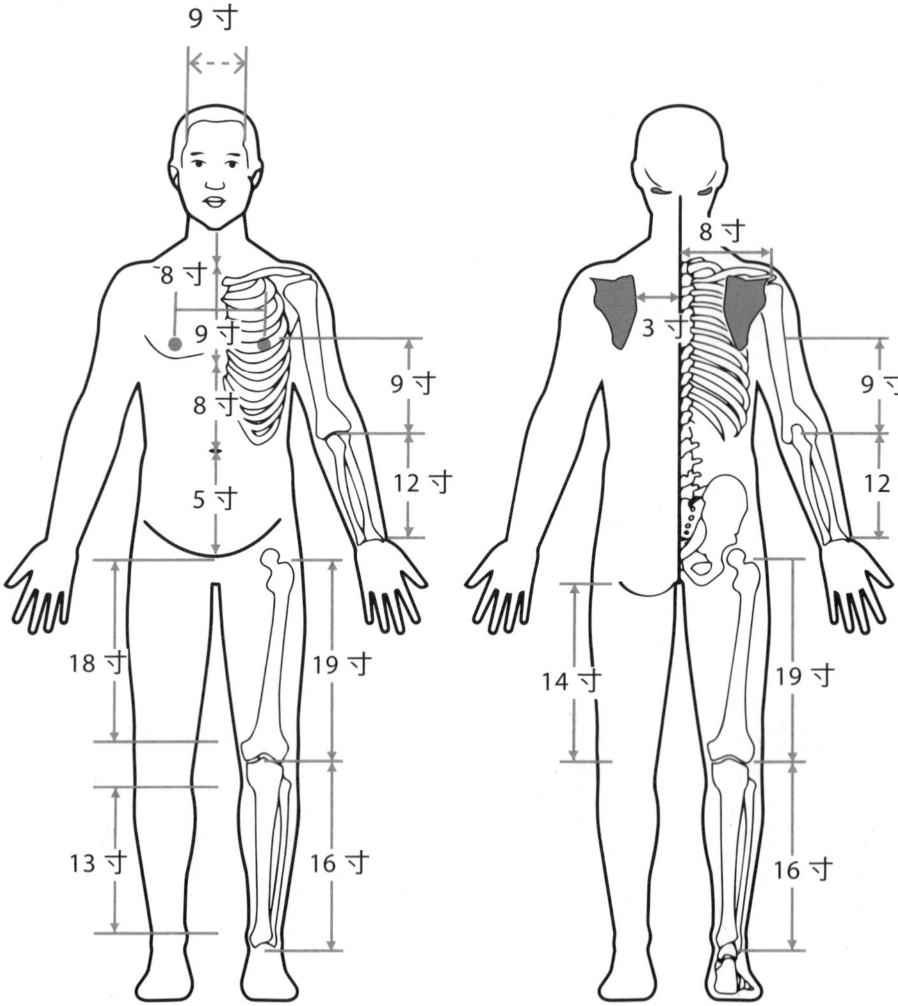

骨度分寸折量定位法

◈幫孩子推拿的注意事項

注意❶ 有以下症狀不適合推拿

1. 皮膚有燒燙傷、擦傷、撕裂傷，及生有疥瘡者，局部不宜推拿。
2. 急性傳染性疾病，如蜂窩性組織炎、骨結核、骨髓炎、丹毒、急性肝炎、肺結核病等患者不宜推拿。
3. 各種惡性腫瘤、外傷、骨折、骨頭脫位等患者不宜推拿。
4. 嚴重心臟病、肝病及精神病患者，慎推拿。
5. 對腸套疊、腸梗阻等急腹症的後期，以及腸炎等懷疑有腸壞死者，腹部禁用重手法。

注意❷ 小兒推拿的基本手法

《推拿三字經》：「大三萬，小三千，嬰三百，加減良。」說明推拿依時間、力量、速度、方向（循經）有所不同，應依據病情、年齡酌情增減，靈活掌握。所謂「補虛瀉實」是中醫治療的基本法則，而推拿補瀉則是中醫補瀉的重點之一。順著經絡循行方向的按摩屬於補法，逆著經絡循行方向的按摩則屬瀉法。

- **補法**：操作時間較短，手法較輕，速度較慢（120～150次／分），從孩子手指尖端，向指根方向直推。
- **瀉法**：操作時間較長，手法較重，速度較快（200次／分），從手指根部向指端方向直推。

注意 3 小兒推拿的動作要領

1. 肩膀放柔和，用前臂帶動手腕，蓄力於手腕及手掌，手指要放鬆，以指面著力。
2. 動作要緩和而有連貫性，著力要由輕到重，再由重到輕。
3. 某些手法為複合手法，含捏、提、揉三種動作型態。操作時以捏法為基礎，提、揉為輔助。
4. 練習時可用手指撐桌面，或抓書本、磚頭等訓練指力。

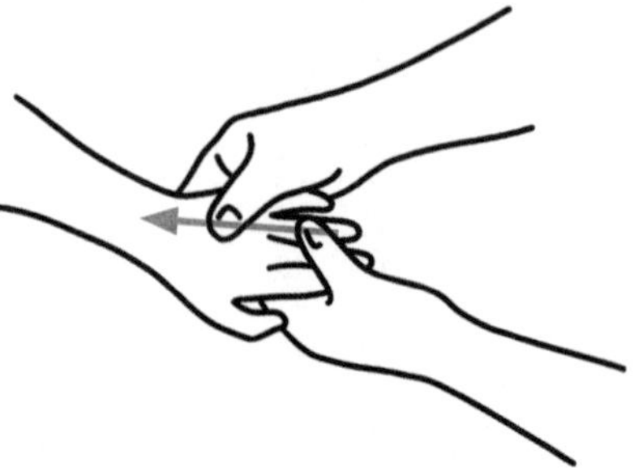

【補法】

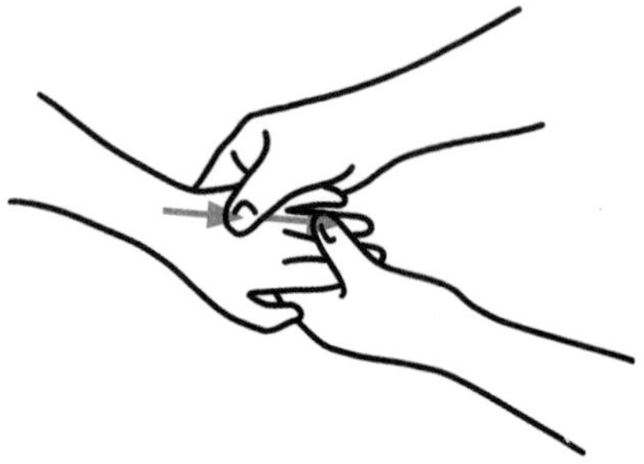

【瀉法】

中醫兒科一點通

小兒推拿操作原則

1. **推拿點、線、面：**兒童因為身體尚未發育成大人，所以取穴要採比例方式，在差不多的位置就可以了，不用拘泥於一個「點」上。除了穴位之外，線狀（例如清天河水）和面狀都可配合運用。
2. **手法主要為「按揉」、「推」和「捏」：**穴位上最常使用「按揉」，但是手法不要太重，也不需要揉太久，一次約3分鐘就好。推常用於線狀，捏則用於捏脊。
3. 每日的推拿時間控制在一個小時內（一節推拿最好在20～50分鐘之間）。
4. 每次挑選7～10個穴位（考慮穴位疲勞，一個穴位按揉不超過3～5分鐘）。
5. 每5～7次為一個療程（腦性麻痺的孩童可考慮做一休一，提高治療頻率）。

◈常用手法

（一）◆推法

1. 直推法：以拇指橈側或指腹，或食中二指指腹在穴位上做直線推動。
2. 分推法：同上，但以雙手自穴位向兩旁分推。如①分陰陽；②分推小天心；③分推肩胛；④分腑陰陽（臍兩側）。

TIPS 來回推為平補平瀉，推法要輕而不浮，慢而著實連續均勻。

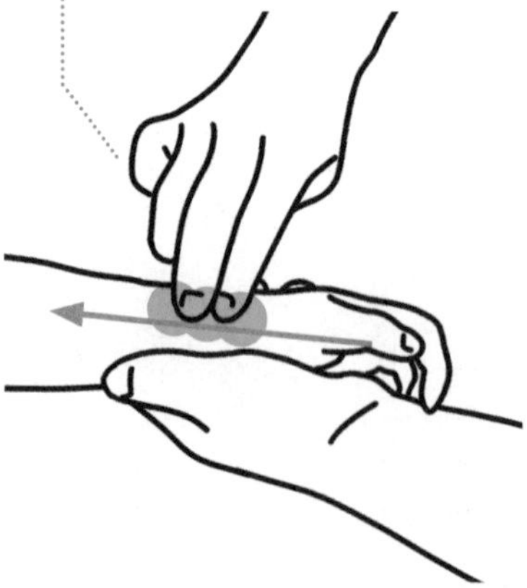

【推法】

（二）・揉法

用魚際掌揉或掌根揉，或利用拇指／中指指端，做逆時針／順時針方向旋轉揉動。

TIPS 揉法較旋推法（用拇指指腹在穴位上作迴旋移動）用力較大些，操作時力道輕柔而均勻，手指不離開接觸的皮膚，且帶動皮下組織，隨手指的揉動而滑動。

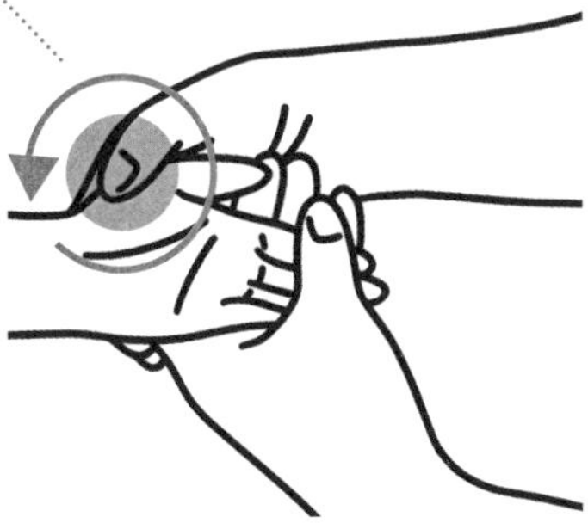

【揉法】

（三）◆摩法

用食／中／無名／小指指面或掌心，貼在穴位上做順逆時針方向環旋撫摩，不要帶動皮下組織，力道大小適當，柔和自然。

1. **摩百會（囟門）**：孩子受驚時以順時針撫摩。
2. **摩腹**：作用為升陽止瀉，可用於胃下垂、脫肛、止瀉，遺尿時可加上艾灸，雙手順時針摩腹可促進消化。

TIPS 速度快的急摩屬瀉法，速度慢的緩摩屬補法。

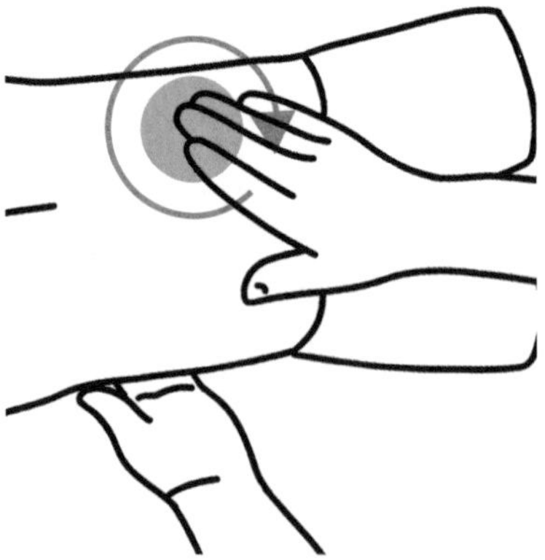

【摩法】

（四）‧捏法

雙手拇指頂住皮膚在後，食指、中指在前，三指同時捏拿皮膚，緩慢向前捻動。在脊椎上可採「捏三提一」的方式，即往前捏三下，捏著皮膚提一下，到肩頸時再拿捏一下。

1. **捏脊**：由下（腰椎）到上（大椎），作用為升陽補法，操作5～20回。
2. **倒捏脊（推脊）**：由上到下，作用為瀉熱、退燒、降血壓、緩便祕，操作100～300回（5～10分鐘）。

TIPS （1）可用筆桿練習；（2）手指操作前先鬆背；（3）切不可擰轉，也不可滑脫（氣血會不順）。

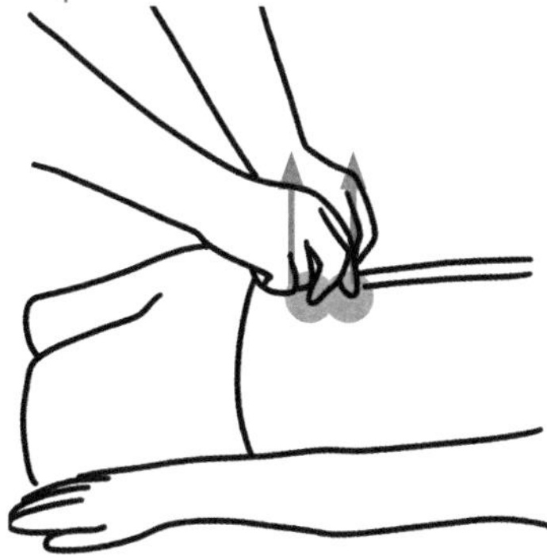

【捏法】

（五）、運法

手腕帶動拇指或中指指端，做環行的移動，手法宜輕不宜重，不帶動深層肌肉組織。

運八卦：痰多咳嗽時使用。以內勞宮為圓心，圓心至中指指根的三分之二為半徑，手腕帶動拇指橈側腹（食指靠在指節後當支撐），做環行的移動。

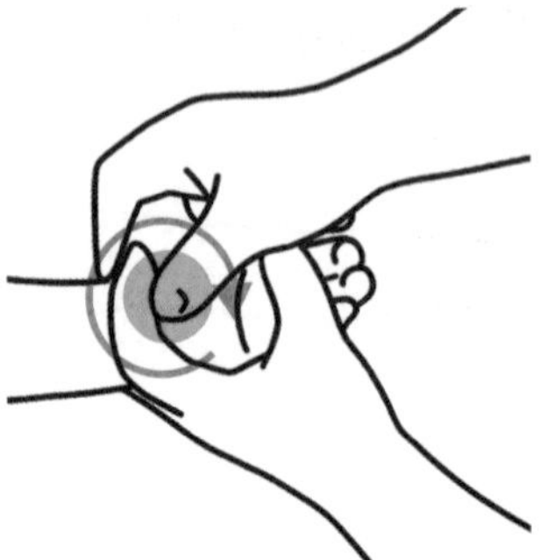

【運法】

（六）、拿法

用在風池或肩頸部位，雙手虎口厚拿肌肉（像曬衣服），停三秒抖一下。

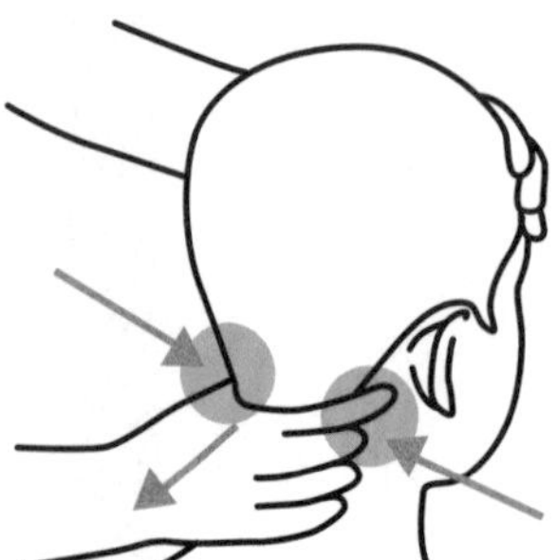

【拿法】

（七）◆擦法

手指併攏後，用小指尺側來回摩擦皮膚，如背部的肺俞穴。

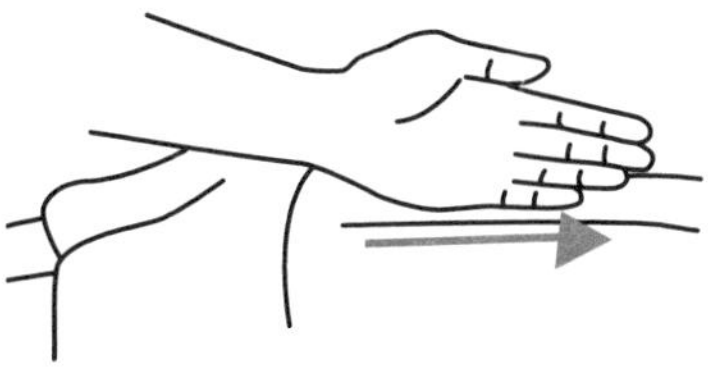

【擦法】

（八）◆按法

用拇指指腹垂直按壓，大人按10秒（上5下5），小孩按6秒（上3下3）。

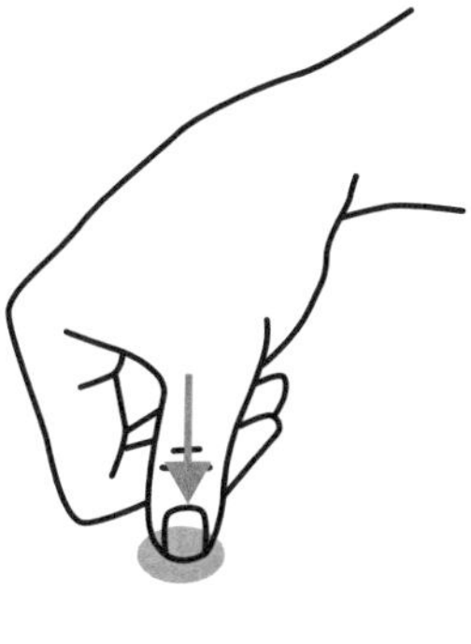

【按法】

（九）・掐法

用拇指指尖，垂直按壓穴位。

1. 急救用：（1）人中、（2）老龍（中指指甲後關節處）、（3）極泉（腋下）：也可彈撥治療手麻。

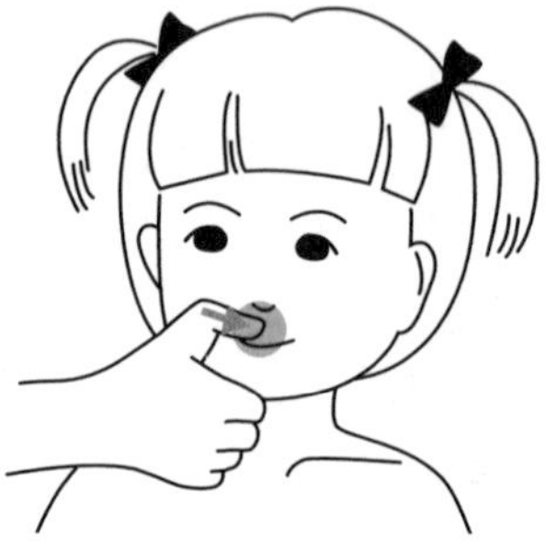

【掐法】

（十）・搓法

雙手快搓慢移。

1. 脇肋：自腋下至肚臍，哮喘時使用。
2. 四肢：肌無力患童。

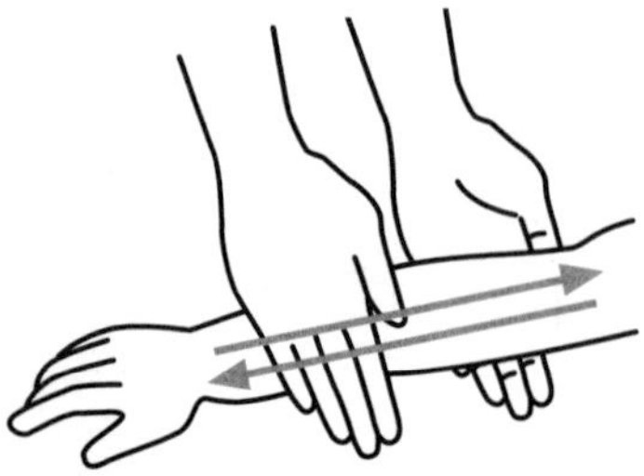

【搓法】

中醫兒科一點通

推拿時要注意環境

1. 剛吃飽、過度饑餓、哭鬧時均不宜做推拿，宜飯後兩小時或睡前進行。
2. 按摩時坐臥舒適，家長在配合小兒體位的基礎上，以省力、方便操作為前提，坐位或站位均可。
3. 按摩需細心與耐心，取穴準確，手法熟練，操作認真。
4. 保持手部的清潔，去除手上戒指、手鍊等飾物，以免刮傷小兒；冬季要維持雙手溫暖。
5. 推拿時室內保持適宜溫度，空氣清新，環境整潔。
6. 小兒皮膚嬌嫩，推拿時可使用溫和的介質，防止按摩時擦傷皮膚（如滑石粉、甜杏仁油、乳液等，可以先在手腕內側測試是否會過敏）。

注意！對應五臟的經絡、穴位與反射區

推拿屬於自然療法，是經驗醫學；推手掌上的反射區，要注意小孩子在手掌上對應的五臟與成人的經絡不同。所以超過14歲就不適用小兒推拿。

小兒拇指頂端為脾經，拇指第二指節為胃經，食指為肝經，食指橈側為大腸經。中醫治療講求「先清後補」，把身體裡的雜物髒東西清一清，才補得進去，所以腸胃道疾病，通常會先清大腸及胃，再補脾。中指為心經，無名指為肺經，最後小指為腎經，這是小兒推拿對應五臟的概述（五經穴），其他特別的治療區域（如六腑穴），在後面會配合症狀和疾病一一做說明。

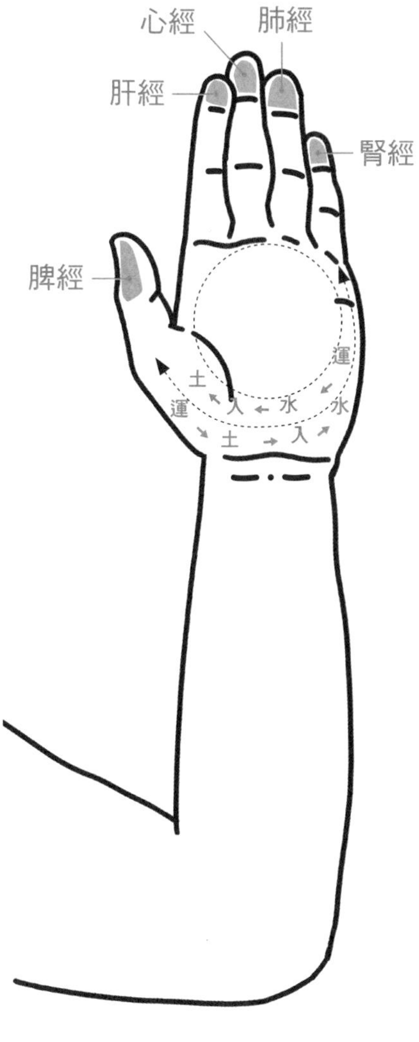

五經穴			
五臟	對應位置	注意事項	應用
脾土	拇指側面	脾常不足，宜補不宜清	補脾經 健脾胃 補氣血
肝木	食指正面	肝為將軍，只清不補	平肝瀉火 熄風鎮驚 解鬱除煩
心火	中指正面	心多有餘，宜清不宜補	清心火 （如哭鬧） 寧心安神
肺金	無名指正面	肺為嬌臟，可清可補	宣肺清熱 疏風解表 化痰止咳 補益肺氣
腎水	小指正面	腎無實證，只補不清	補腎益腦 溫養下元

- 五經穴的推拿手法和技巧，可參考前述說明。

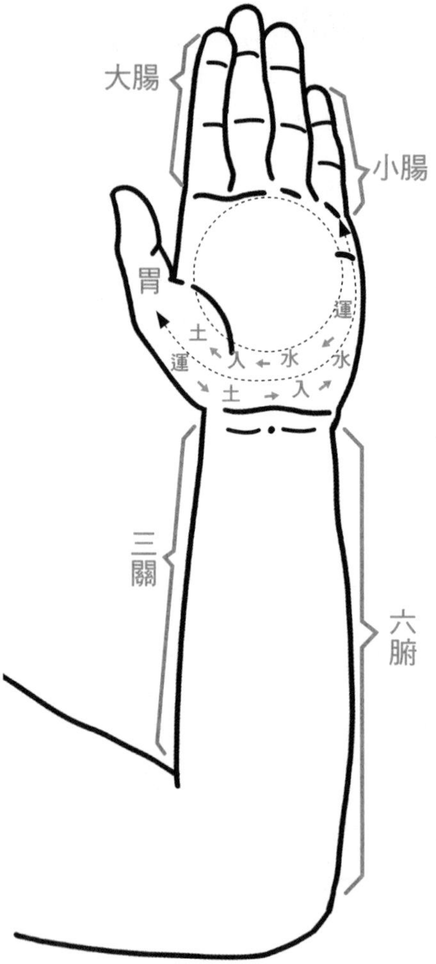

六腑穴		
六腑	**位置**	**應用**
胃	拇指魚際外側赤白肉際處	•和胃降逆 •瀉胃火 •食滯中焦 （清法，性寒涼）
大腸	食指橈側	•大腸虛寒、泄瀉：補法 （澀腸固脫、溫中止瀉） •大腸濕熱、便祕：瀉法 （清利腸腑、除濕熱、導積滯）
膽和三焦	無特定部位	
膀胱	第五掌骨和指骨的尺側	清下焦濕熱
小腸	小指尺側	

• 六腑穴的推拿手法和技巧，可參考前述說明。

中醫兒科一點通

超好用的三個線性穴位

古人累積了很多智慧，將兒童的手臂歸納出臟腑對應的穴位，而後來的中醫也不斷完善，所以六腑穴、天河水、三關穴這三個線性穴位，在現今已被小兒推拿廣泛運用，而且效果也很顯著。

根據《推拿三字經》記載「男六腑，女三關，此二穴，俱屬涼，男女逆，左右詳」，但是經過後代逐漸改進，現在應用這兩穴功效還是略有區別，三關穴屬熱，六腑穴屬涼，但不分男、女了。

◈推拿常用：頭面部穴位

（一）囟門穴

●位置：前髮際正中直上兩寸，百會前骨陷中。

●手法：1.推囟門：雙手拇指自前髮際向該穴輪換推之（囟門未閉合時，僅推至邊緣）。

2.摩囟門：食、中、無名三指自然放在囟門穴上摩揉。

●應用：推法解頭痛驚風、鼻塞、高熱降溫，摩法促進大腦發育。

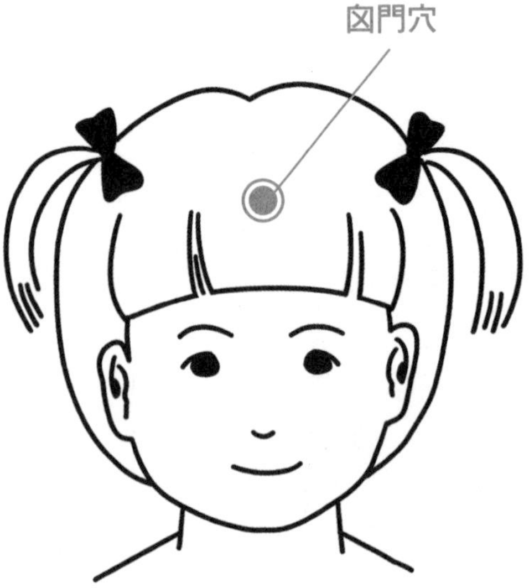

次數　50～100回（一分鐘）

（二）．天門穴

- 位置：二眉之間（印堂）至前髮際（神庭）成一直線。
- 手法：雙手拇指由下至上交替直推，餘四指固定於頭部，稱「開天門」。
- 應用：開天人合一的門戶，治療外感表證、發熱惡寒、頭痛、屈光不正。
- 功效：疏風解表、開竅醒腦、鎮靜安神、啟迪智力。

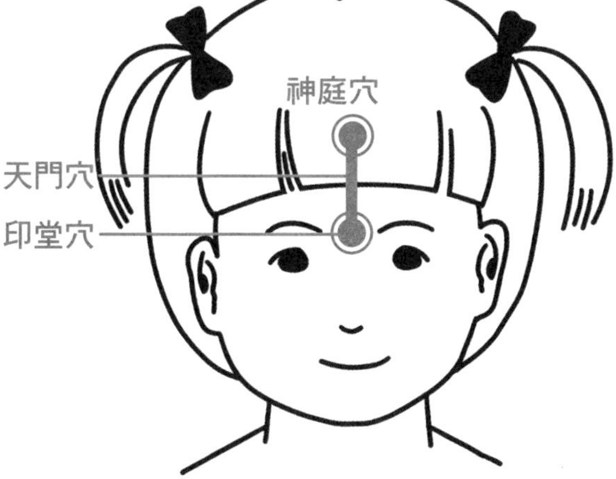

次數 50～100回（一分鐘）

（三）．坎宮穴

● 位置：自眉頭起沿眉梢成一橫線。

● 手法：用兩手拇指指腹，沿眉毛上緣向兩側分推至眉梢，稱「推坎宮」。

● 應用：分推陰陽，使陰歸陰位，陽歸陽位。

● 功效：疏風解表、醒腦明目、止頭痛。

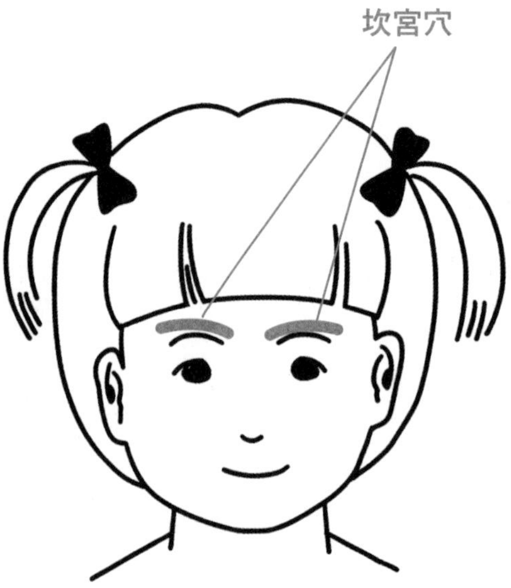

次數 50～100回（一分鐘）

（四）‧太陽穴

- 位置：在眉尾後方，顳側的凹陷處。
- 手法：用兩手拇指指腹（或食指交疊於中指上），分別按在兩側顳部太陽穴上，做輕柔緩慢的環形移動，每運三次後輕輕按一下。
- 應用：向眼方向運為補，向耳方向運為瀉。
- 功效：疏風解表、清熱明目、止頭痛。

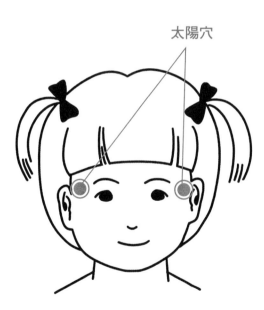

次數 50～100回（一分鐘）

（五）◆耳後高骨

- 位置：耳後入髮際高骨下凹陷中。
- 手法：用兩拇指指端揉（食指可按壓太陽穴）。揉三下，掐一下。
- 應用：外感表證、感冒、發熱、頭痛、驚風、神昏、煩躁不安等症。
- 功效：疏風解表、安神除煩。

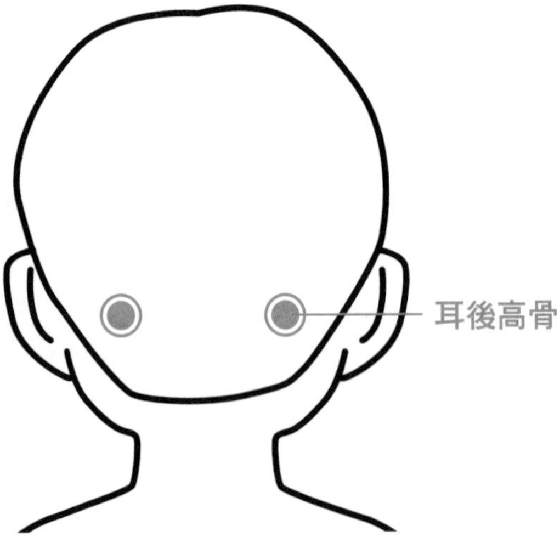

次數　50～100回（一分鐘）

（六）・迎香／鼻通／素髎

- 位置：鼻翼兩側凹陷處／面部鼻尖正中央。
- 手法：指端揉，稱「揉迎香」。
- 應用：止流涕、解鼻塞。
- 功效：宣肺氣、通鼻竅。

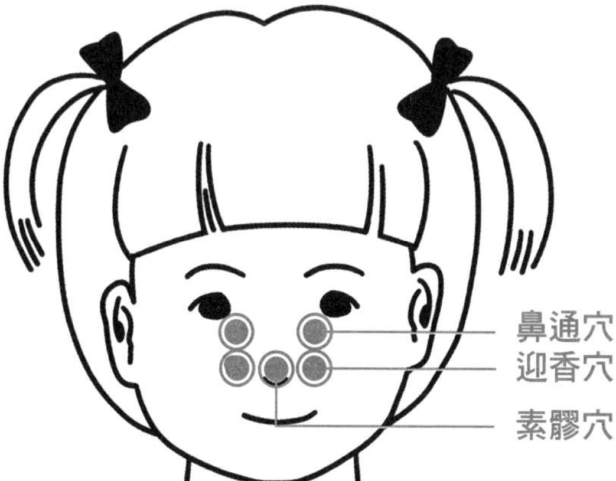

時間 1～3 分鐘

（七）◆風池穴

● 位置：頸後髮際處，乳突向後1.5寸，與耳垂平行。

● 手法：指端揉，稱「揉風池」。

● 應用：感冒、頭痛、發熱、目眩、頸項僵痛。

● 功效：發汗解表、祛風散寒。

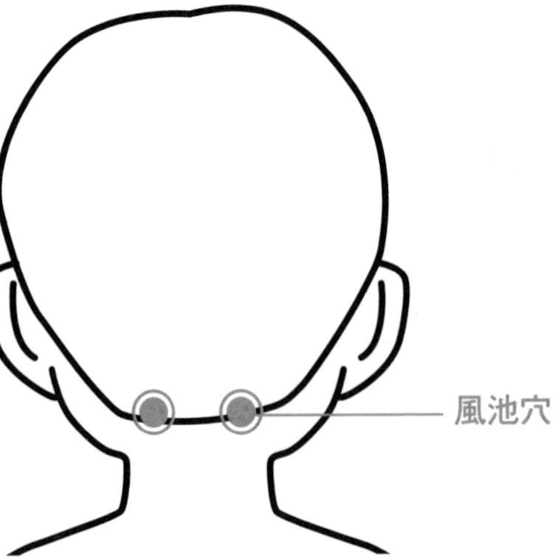

時間 1～3分鐘

◈推拿常用：手部穴位

（一）◆四横紋：腸胃食積

● 位置：手掌面食／中／無名／小指近掌端指間關節横紋處。

● 手法：1. 拇指橈側左右來回推：「推四横紋」。
2. 拇指指甲依次掐，繼以揉法：「掐揉四横紋」。

● 應用：退熱除煩除脹、散瘀結和血、調中行氣。

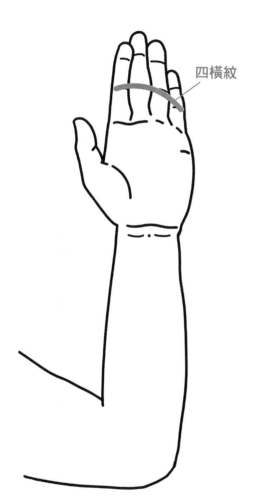

次數 100～300回（1～3分鐘）

（二）◆板門：脾胃之門（穴位保和丸——常揉板門，孩子吃飯香、睡得甜）

- 位置：手掌大魚際中心處。
- 手法：指端揉，稱「揉板門」（或運板門）。
  1. 順推：用推法自指根推向腕橫紋。
  2. 逆推：用推法自腕橫紋推向指根。
- 應用：1. 多用於乳食停積，食慾不振或噯氣、腹脹、腹瀉、嘔吐等症。
  2. 掐板門治暈車，運達上下之氣。
  3. 順推板門能止瀉，逆推板門能止嘔。
- 功效：消食導滯、健脾止瀉、和胃降逆。

（三）◆小橫紋：胸腔

- 位置：手四指除拇指的指根橫紋處。
- 手法：拇指橈側左右來回擦：「擦小橫紋」。
- 應用：止咳平喘、宣肺化痰。

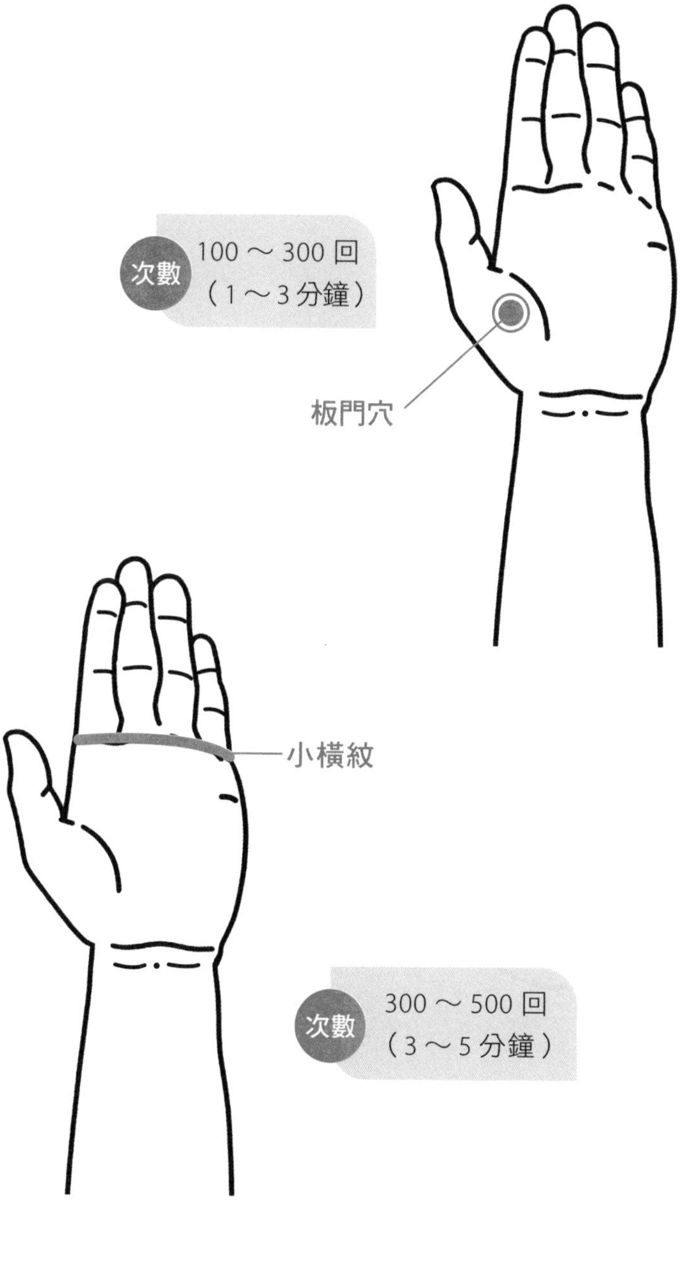
次數
100～300回
（1～3分鐘）
板門穴
小橫紋
次數
300～500回
（3～5分鐘）

（四）◆掌小横紋：胸腔

● 位置：手掌面小指尺側掌指關節橫紋處。

● 手法：指端揉：「揉掌小横紋」。

● 應用：清熱散結、止咳平喘、宣肺化痰、鎮靜安神。

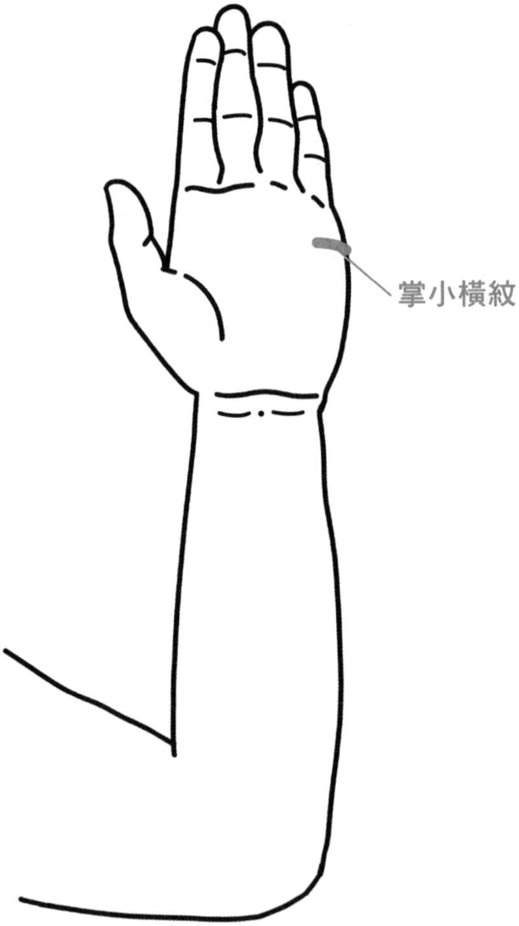

次數 300～500回（3～5分鐘）

（五）◆內八卦：藥箱就在手心裡

- 位置：手掌面以掌心內勞宮為圓心，圓心至中指指根的三分之二為半徑做圓。
- 手法：拇指指端揉，順時針為補（腸胃），逆時針為瀉（胸肺止咳化痰、便祕積食），稱「運內八卦」（外八卦補瀉一樣）。
- 應用：疏理五臟六腑。寬胸利膈、理氣化痰、行滯消食。

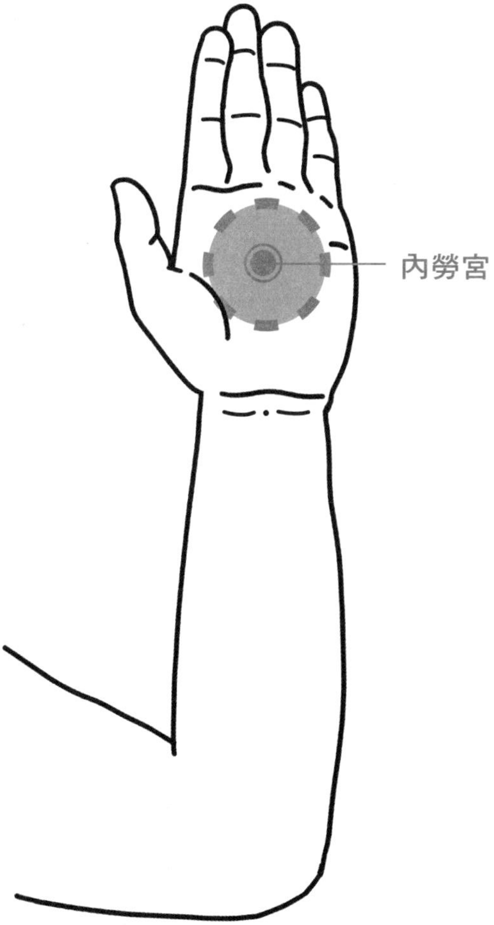

次數 100～500回（3～5分鐘）

（六）◆小天心：安神丸

● 位置：手掌面大小魚際交界肌肉豐厚處。

● 手法：1. 指端揉，稱「揉小天心」。

2. 敲搗20～30下，稱「小雞啄米」。

● 應用：清熱、利尿、明目、鎮靜安神。

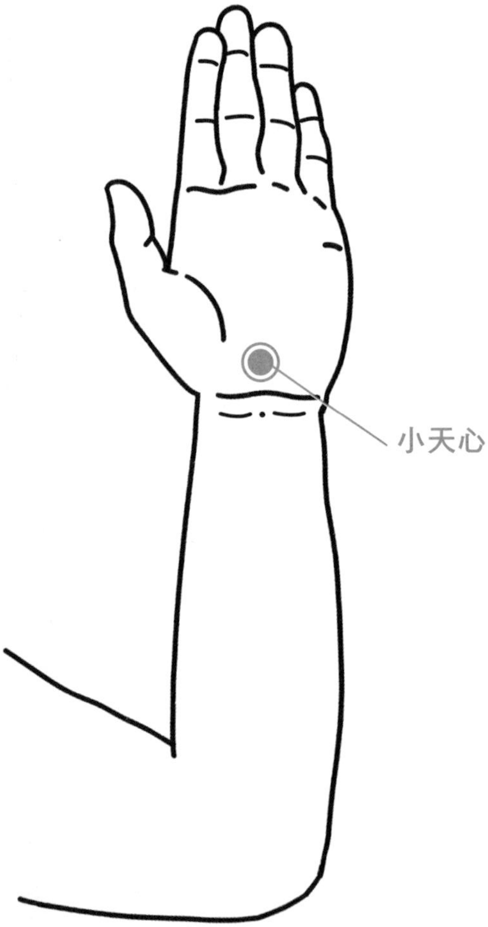

次數　100～150回（一分鐘）

（七）◆手陰陽

● 位置：手掌面腕關節橫紋處，總筋腕橫紋處。

● 手法：分推或和推，「分陰陽」為清熱消脹散結，「和陰陽」為止咳化痰。

● 應用：退熱、消脹、散結。

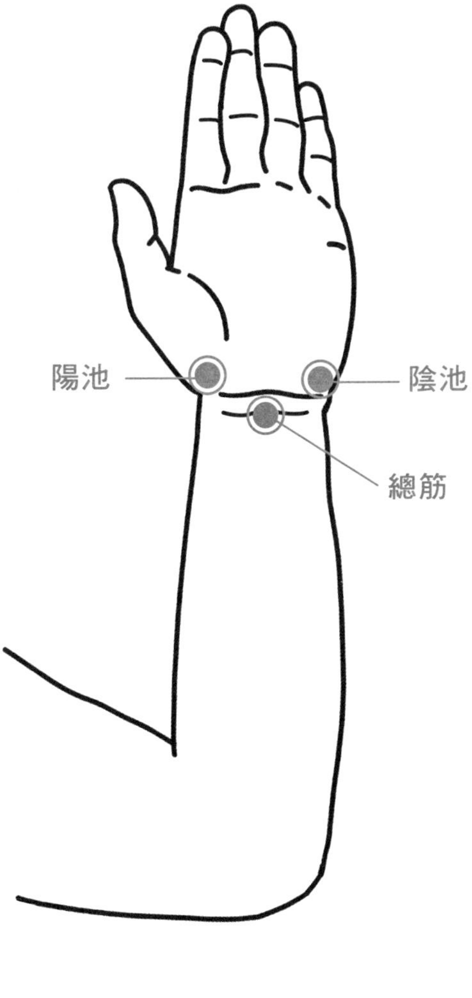

次數　50～100回（一分鐘）

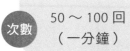

（八）一窩風

● 位置：手背腕橫紋正中凹陷處。

● 手法：指端揉。

● 應用：1. 腹痛、腸鳴、關節痹痛，傷風感冒。

2. 揉一窩風能溫中行氣、止痹痛利關節。常用於受寒、食積等原因引起的腹痛等，多與拿肚角、推三關、揉中脘等合用。

3. 本法亦能發散風寒，宣通表裡，對寒滯經絡引起的痹痛或感冒風寒等症也有效。

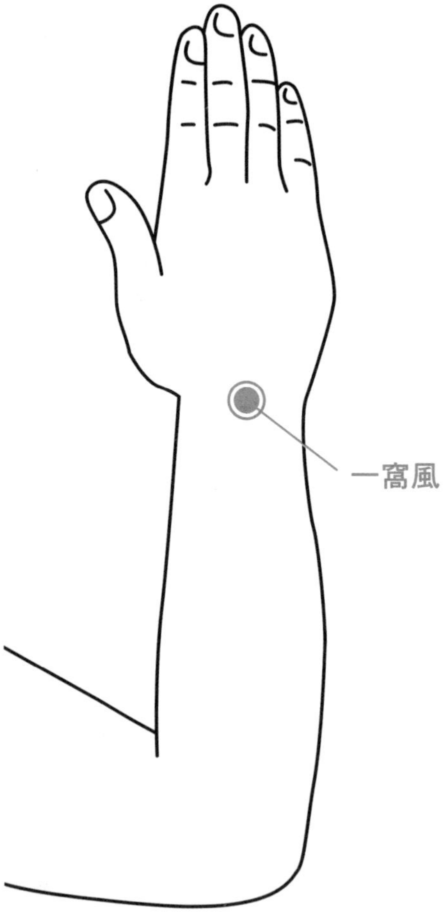

（九）◆二扇門：腠理之門

● 位置：掌背中指根本節兩側凹陷處。

● 手法：1. 掐二扇門：拇指甲掐。

2. 揉二扇門：拇指偏峰按揉（要稍用力，速度宜快）。

● 應用：風寒外感。發汗解表、退熱平喘，是發汗的有效方法。

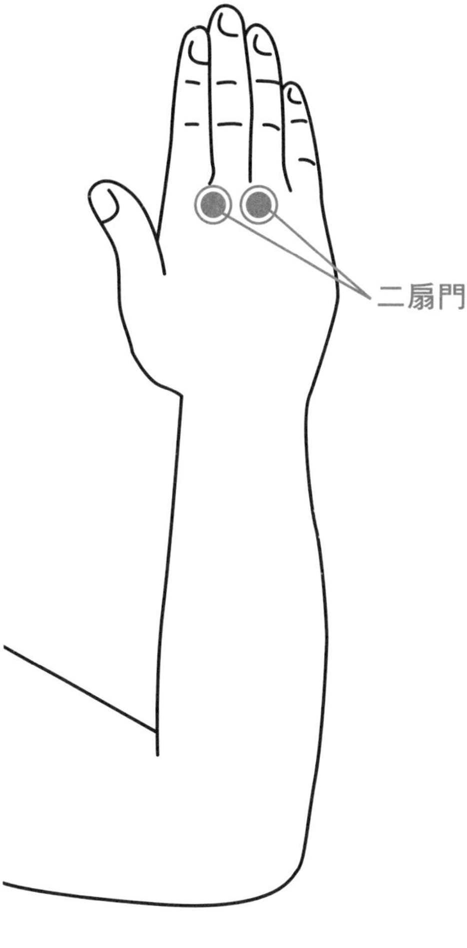

（十）◆ 合谷穴

● 位置：拇、食兩指會合處最高點。
● 手法：拇指按揉。
● 應用：頭痛、鼻過敏（左右交治）。

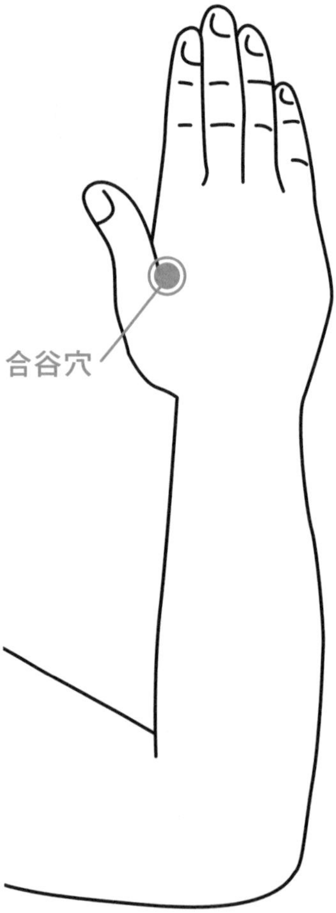

◈推拿常用：前臂穴位

（一）・三關：小熱穴

- 位置：前臂橈側（拇指側），陽谿至曲池成一直線（陽谿：腕橫紋，拇指上翹凹陷處。曲池：肘橫紋橈側盡頭）。
- 手法：推三關：用拇指橈側面或食、中指指腹自腕推向肘。
- 應用：一切虛、寒病症，著涼（法令紋發青）、氣血虛弱、陽氣不足、四肢厥冷、疳積、吐瀉、風寒感冒、腹痛、疹出不暢。
- 功效：溫陽散寒、發汗解表、補氣行氣。

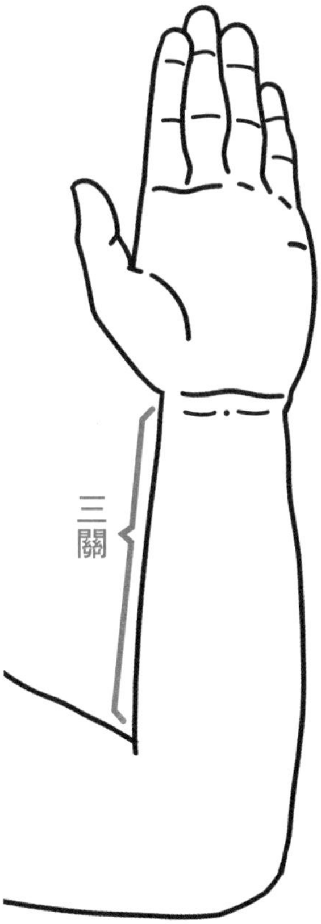

次數 100～500回（1～3分鐘）

（二）・天河水穴：小涼穴（低燒38．5°C適用）

●位置：前臂正中，自腕橫紋至肘橫紋，屬中指心包經。

●手法：1.清天河水：用食、中二指指腹自腕推向肘。

2.打馬過天河：沾水拍打，一起一落，手心放涼水同時用口吹之。

●應用：1.向心唯一瀉。手法快重，推至皮膚發涼。

2.清天河水較平和，清熱不傷陰；打馬過天河適用於實熱、高熱（高熱時也可耳尖放血，退六腑）。

3.膿痰、咽痛、五心煩熱、口舌乾燥、口舌生瘡、夜啼（低燒38．5°C）。

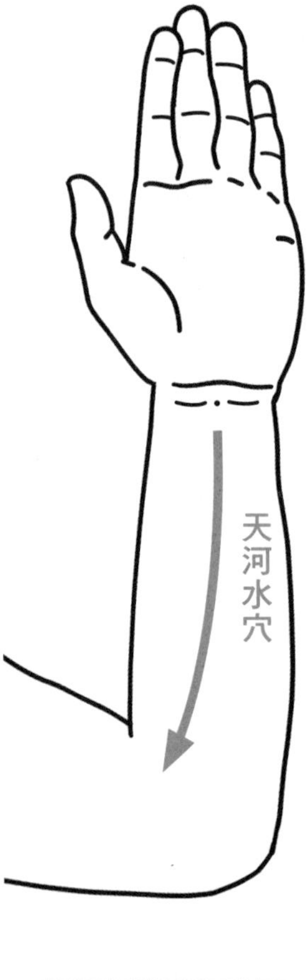

次數 100～200回（1～3分鐘）

（三）・六腑穴：大涼穴

- 位置：前臂尺側（小指側），陰池至肘成一直線。
- 手法：退六腑：用拇指面或食、中指面自肘推向腕。
- 應用：一切實熱病症、口臭、便祕、臟腑鬱熱、壯熱煩渴、汗證、咽痛。
- 功效：清熱涼血解毒。

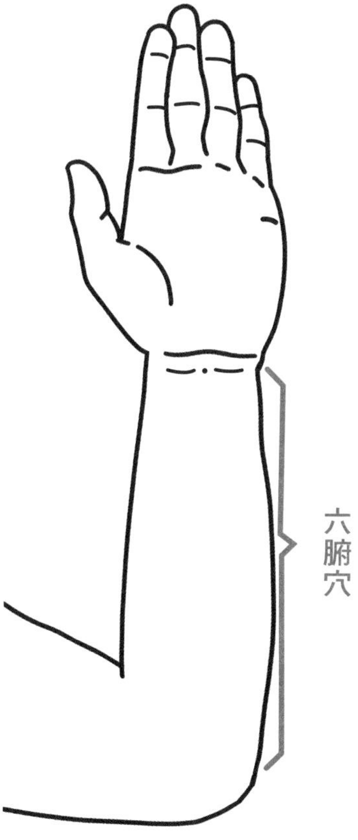

次數 100～300回（1～3分鐘）

◈推拿常用：背部穴位

（一）・脊椎（督脈／膀胱經）

- 位置：脊椎自大椎至龜尾。
- 手法：捏脊、倒捏脊。
- 功效：調和臟腑氣血陰陽、疏通經絡、培補元氣、長身高、增智慧（預防疾病、速斷病程、提高正氣與精氣神、病後康復）。

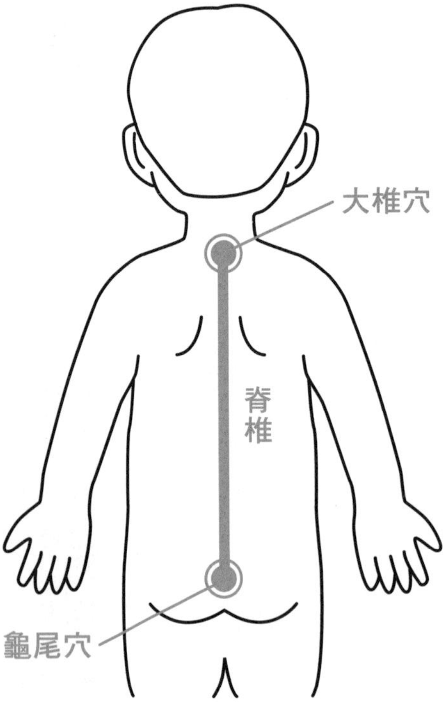

次數　3～10回

（二）‧大椎穴

- 位置：第七頸椎棘突下（低頭頸椎最突出處）。
- 手法：指端揉，揉大椎。
- 應用：溫中祛風散寒（風寒感冒）。

（三）‧定喘穴

- 位置：第七頸椎棘突下（大椎）旁開0.5寸。

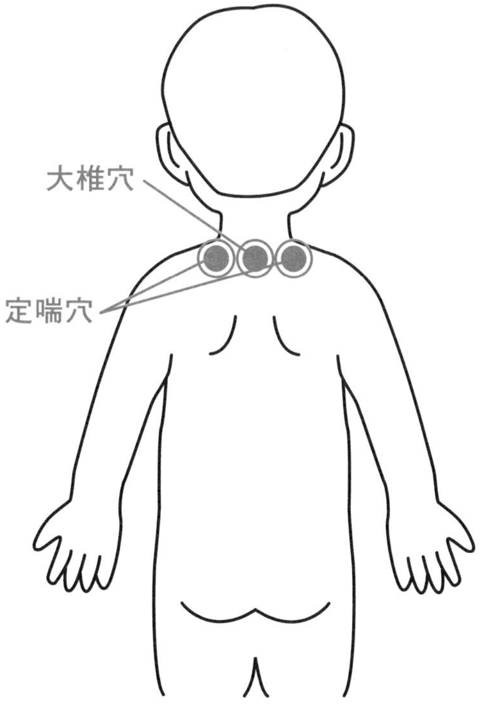

時間 3～5分鐘

（四）◆ 肺俞穴

- 位置：第三胸椎棘突下旁開1.5寸（與膻中前後相對應）。
- 手法：指端揉，揉肺俞。
- 應用：調肺氣、補虛損、止咳化痰、通鼻竅。

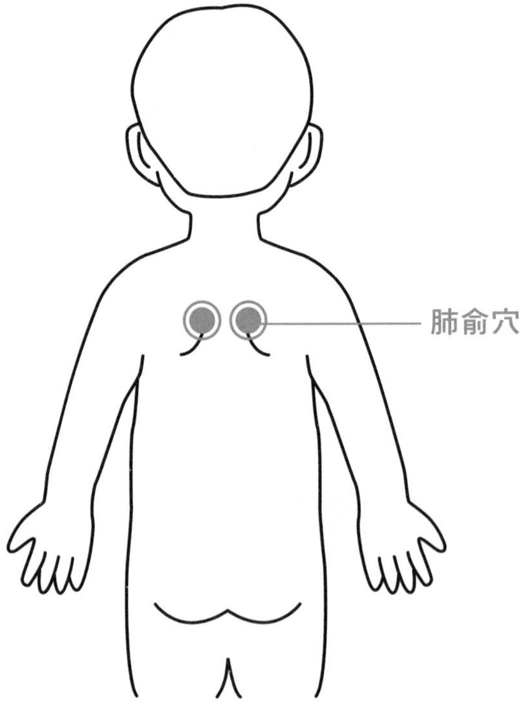

時間 3～5分鐘

（五）◆脾俞穴／胃俞穴／大腸俞穴

- 位置：第十一胸椎／第十二胸椎／第四腰椎棘突下旁開1.5寸。
- 手法：指端揉。
- 應用：健脾和胃、助運化、利水濕。

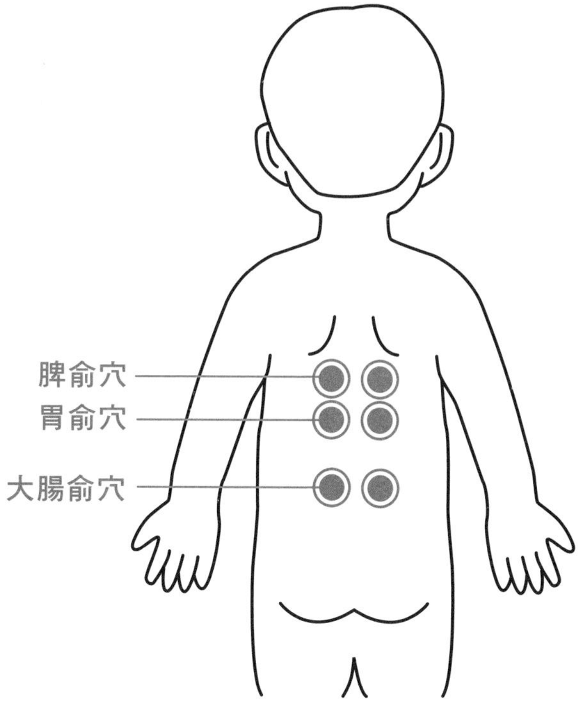

時間　3～5分鐘

（六）◆龜尾穴：諸陽之會

● 位置：尾椎骨端，督脈起點「長強穴」（即龜尾穴）。

● 手法：拇指或中指指端揉。

● 應用：止瀉四法（龜尾、七節、摩腹、揉臍——即揉龜尾穴、推七節骨、摩腹、揉臍）。脾胃氣虛、便祕、尿床。

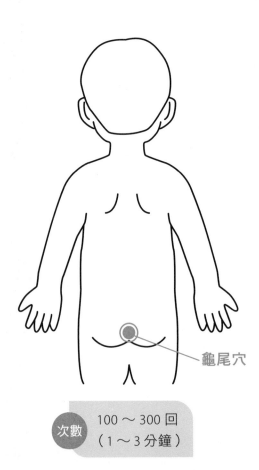

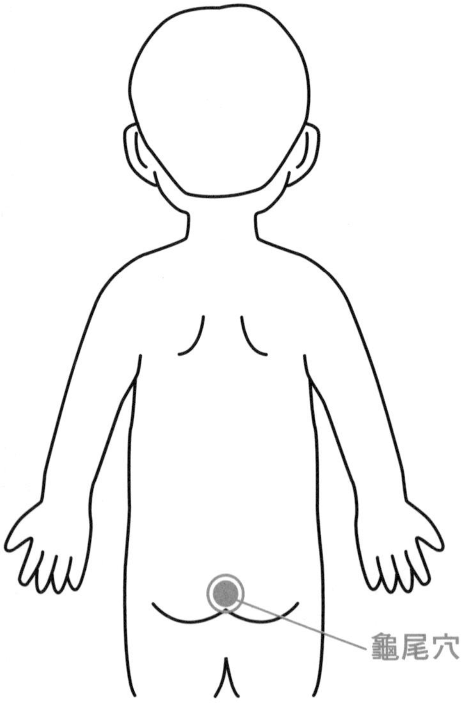

次數 100～300 回（1～3 分鐘）

（七）・七節骨

- 位置：第四腰椎至尾椎骨端（長強）成一直線。
- 手法：用拇指橈側面或食、中二指面，自下向上或自上向下直推。

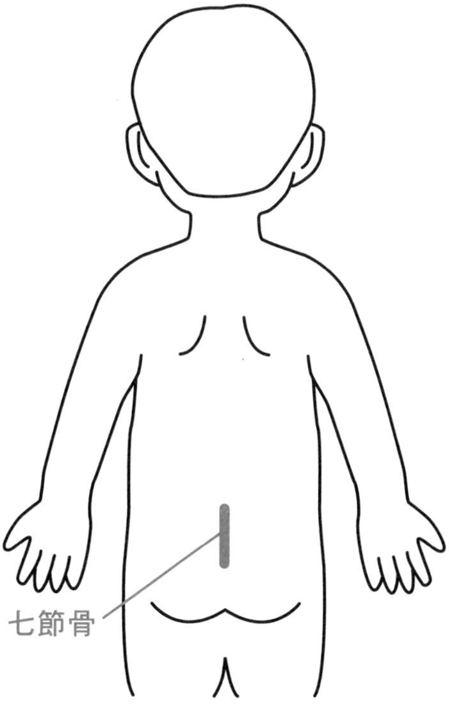

次數 100～300 回（1～3 分鐘）

◈推拿常用：腹部穴位

（一）・天突穴

- 位置：鎖骨正中凹陷處。
- 手法：指端揉。
- 應用：止咳化痰、舒暢肺氣。

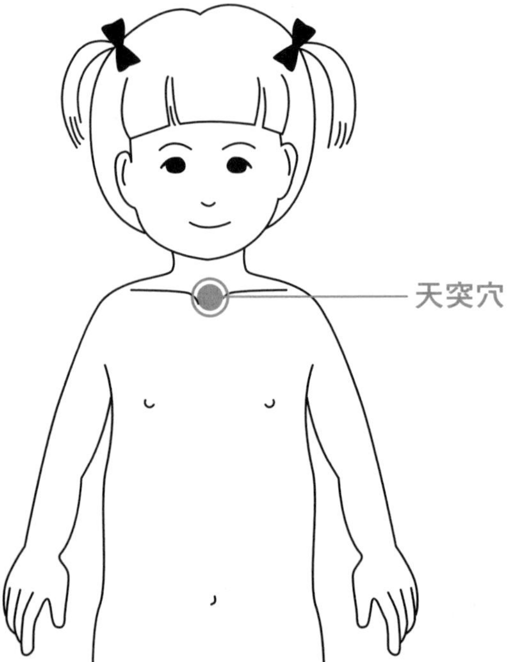

時間　3～5分鐘

（二）◆膻中穴

● 位置：前胸兩乳頭連線正中處（與肺俞前後相對應）。
● 手法：指端揉。
● 應用：調肺氣、補虛損、止咳化痰。

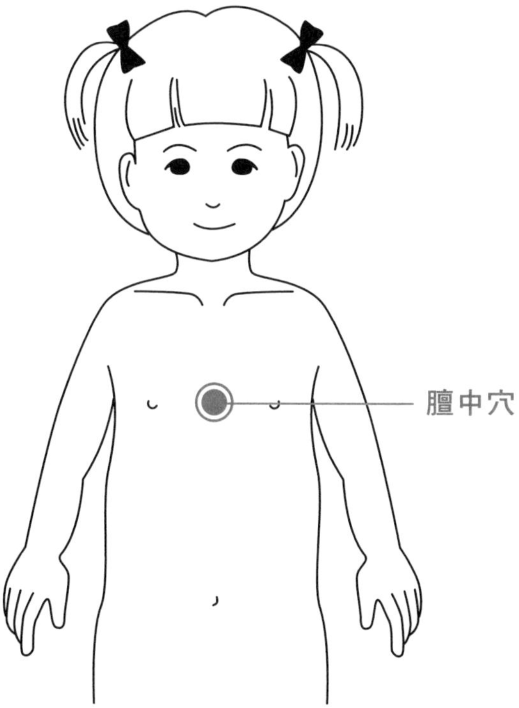

時間 3～5分鐘

（三）◆中脘穴

●位置：臍上4寸。

●手法：指端揉，揉中脘（中藥敷貼、艾灸）。

●應用：寬胸理氣、健脾和胃、消食和中。

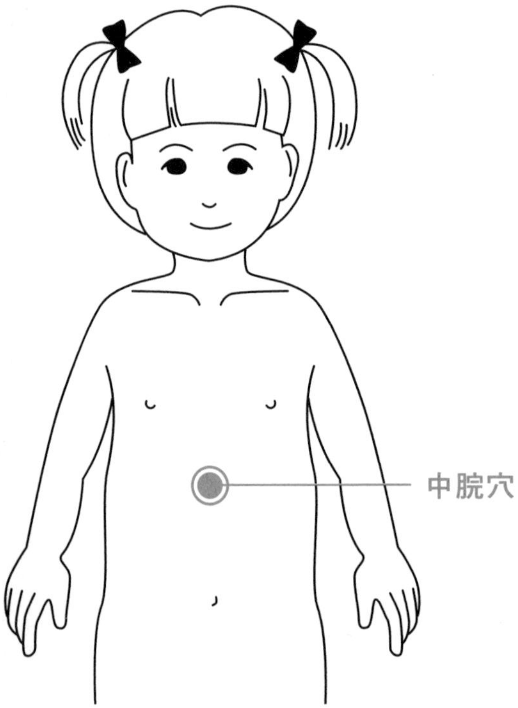

時間 1～3分鐘

（四）◆腹

- 位置：臍周腹部。
- 手法：1. 分推腹陰陽：沿肋骨邊緣向兩旁分推。
  2. 摩腹：用手掌或四指摩。順時鐘為瀉（腹脹痛、積食、便祕），逆時鐘為補（脾胃虛、弱腹瀉）。
- 應用：理氣消食化滯、健脾和胃止瀉、補元氣。

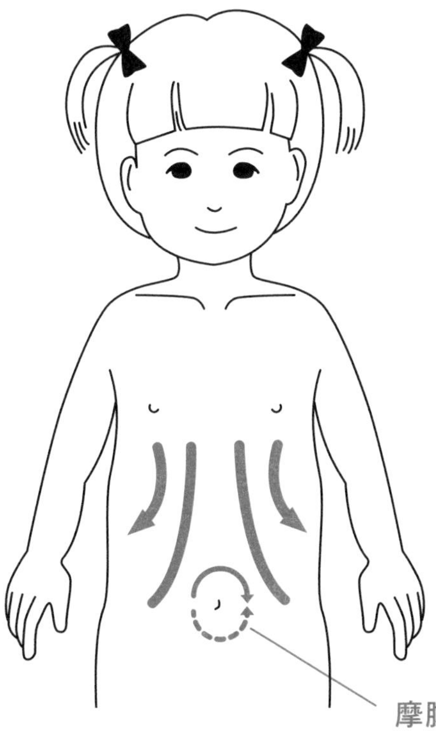

次數　分腹陰陽 50～100次（3～5分鐘）

（五）◆ 臍

● 位置：肚臍。

● 手法：1. 揉臍：用中指指端或掌根揉。

2. 摩臍：指摩或掌摩。

3. 振顫：用拇指和食、中三指抓住肚臍輕抖，掌根振顫。

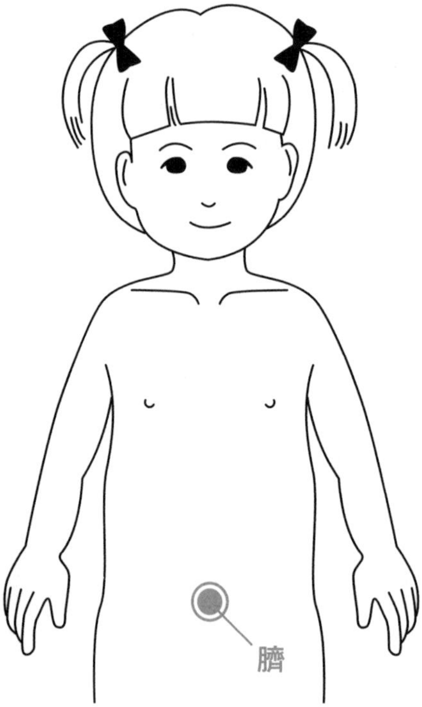

（六）◆肚角

- 位置：臍下2寸，旁開2寸處。
- 手法：拿法：3～5次。按揉法：30～50次。
  1. 拿肚角：用兩手拇指與食、中指對拿本穴。
  2. 對拿肚角：將拇指放在肚角穴上，其餘四指放在背部與穴位相對處。
  3. 按揉肚角：中指指端按揉本穴。
- 應用：一切腹痛、便祕、腹脹、食積。

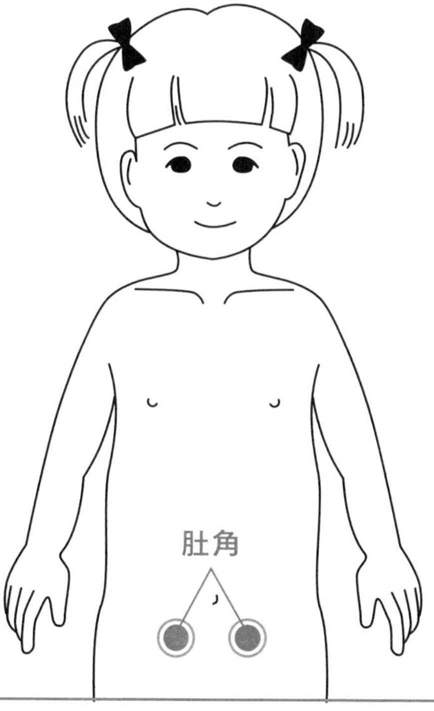

中醫兒科一點通

肚角是止腹痛的要穴，拿肚角刺激量較強，不可多拿。本穴常與摩腹、掐揉一窩風合用，以治療腹痛；治療便祕時，常與下推七節骨、摩腹合用。

◈推拿常用：下肢穴位

（一）．足三里穴

- 位置：外膝眼下3寸，脛骨旁開1寸。
- 手法：指端揉。
- 應用：健脾和胃、調中理氣、導滯通絡。

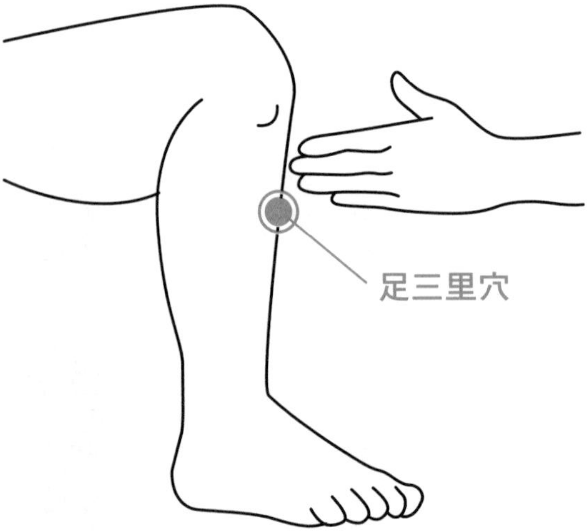

時間　3～5分鐘

（二）◆湧泉穴

- 位置：足底前凹陷處，第一及第二趾間。
- 手法：指端揉＋點按＋拍打。
- 應用：補養腎氣、通絡增高。

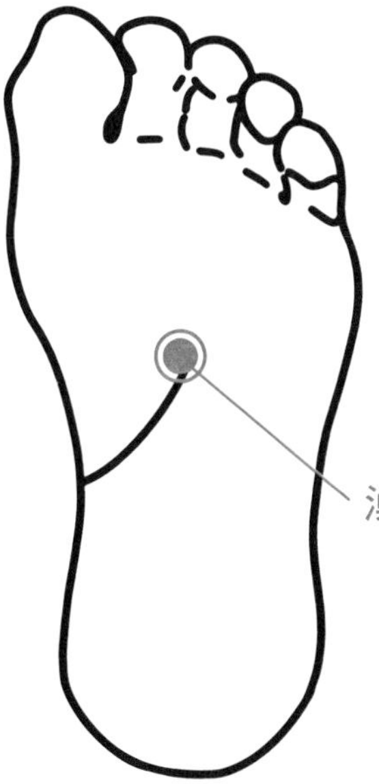

時間 3～5分鐘

第三章

小孩常見的流行病&急症

一、感冒發燒先別慌，先區別風寒還是風熱

中醫將外感歸咎於風邪，簡單地說，又可分風寒及風熱兩大系統，這兩種外邪都有可能造成小孩發燒，因此，如何辨別風寒及風熱，是中醫師看感冒最重要的一個步驟。

◈中醫看診，首要學治感冒

外感幾乎是所有中醫教科書的第一章節。古時候由於醫療資源不夠充足，不像現在這麼方便可以隨時求診，最常造成致死的原因就是傳染病。當時無論是病毒或是細菌感染，都可能會讓人在鬼門關前走一回，也因此許多中醫古書都花費非常多的篇章，

在教導醫者如何診治外感。大名鼎鼎的《傷寒論》，就可以說是外感的最佳治療指引手冊。到了現代依然如此，中醫師學看病開藥，首先要學的就是怎麼治療感冒。

清代著名醫家沈金鰲在《幼科釋謎》中說：「感冒之原，由衛氣虛，元府不閉，腠理常疏，虛邪賊風，衛陽受擄。」中醫將外感歸咎於風邪所造成，而風邪簡單來說，又可分風寒及風熱兩大系統，這兩種外邪都有可能造成小孩發燒，因此如何辨別，可說是中醫師看感冒最重要的一個步驟。

「風寒證型」和「風熱證型」臨床上有幾點可以區分，前者容易流清鼻水、痰稀白、脈象多半有一點緊；後者容易出現咽喉痛的問題，多半有黃痰和口乾的情形。

以前時常會有人試圖將中醫和西醫做結合，把病原體和風寒風熱做系統性連結，這在某些特定的病原體是正確的觀念，但不盡然都是如此。並沒有一個病毒或是細菌，只能讓患者有風熱或是風寒的症狀，決定證型的關鍵，除了病原體之外，還有患者本身的「體質」也會影響！

▼同一個病毒，下不同處方

比方說，一個班級有30個小朋友，全部被流感病毒感染，造成所有人都出現感冒症狀，但絕對不可能30個小孩都是風熱或是風寒。平時熬夜打電動，又愛吃烤炸辣，體質偏陰虛的小孩，就比較容易出現風熱或是風寒化熱的證型，就算起初有風寒的症狀，也會迅速化熱；反之，比較怕冷虛弱的孩子，可能就會出現風寒的證型。儘管是同一個病原體，面對不同的證型，開立不同的處方，卻一樣能治好患者的不適，這就是中醫有趣的地方。

▼薑茶可能越喝越嚴重

常常有父母喜歡讓小孩在感冒發燒期間喝薑湯，說是老祖宗的智慧，祛風寒後很快就能退燒，其實這是不正確的觀念。台灣地處濕熱，現代小孩體內多半又都是夾痰濕或是陰虛體質，其實很高比例會遇到風熱證型的發燒，若又服用了性偏溫熱的薑湯，喉嚨可能會更痛，痰也可能會更黃。

但是反觀風寒證的小孩，喝薑湯或許就能讓症狀舒緩不少。我曾經治療過發燒到38～39°C、證屬風寒的小孩，請他的父母在其服用葛根湯後，務必「溫覆取微汗」。這是一個重要的關鍵，乃《傷寒論》的作者張仲景在書中強調的智慧結晶。當這些中藥進入人體時，要藉由蓋棉被增強辛溫藥物發汗的效果，但只要微微汗出，如果是全身流滿了大汗就錯了，會造成津液虧損症狀加劇。一達到微微汗出之後，再經過適當休息，外感有時候一兩天就治好了，並不會比西藥效果差。

◈退燒可用方劑、針灸穴位和推拿

臨床上治療風寒發熱，我習慣用「葛根湯」或是「荊防敗毒散」加減，風熱型發燒則是用「銀翹散」或是「柴葛解肌湯」加減。

至於退燒的穴位可以選用大椎穴、曲池穴，都有不錯的效果。

常用穴位之取穴 小兒退燒的針刺（雷射針）

1. 曲池穴：曲肘，在肘彎橫紋盡頭處即為本穴。
2. 大椎穴：第七頸椎棘突下凹陷中。

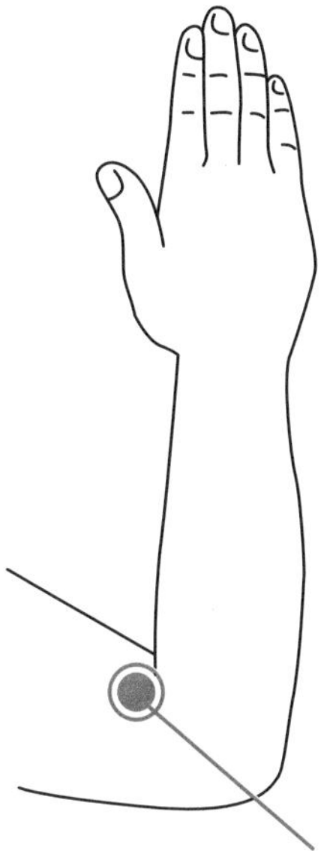

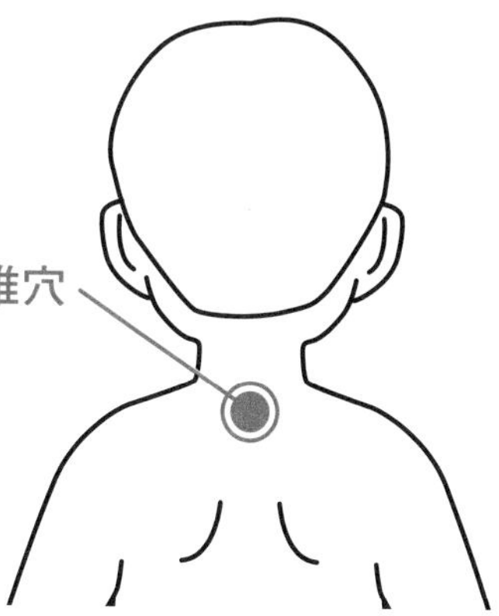

▼小兒推拿

退熱的按摩主要都在手腕到手肘這一段，稱為前臂的地方。39°C以下可以使用「清天河水」，超過39°C則要用「退六腑」。

（一）天河水穴：又稱小涼穴

- 位置：前臂正中，自腕橫紋至肘橫紋，屬中指心經。
- 手法：1.清天河水：用食、中二指指腹自腕推向肘。
  2.打馬過天河：沾水拍打，一起一落，手心放涼水同時用口吹之。
- 應用：1.向心治療，手法需快而重，推至皮膚發涼。
  2.清天河水較平和，清熱不傷陰；打馬過天河適用於實熱、高熱。
  3.適用於膿痰、咽痛、五心煩熱、口舌乾燥生瘡、夜啼等。

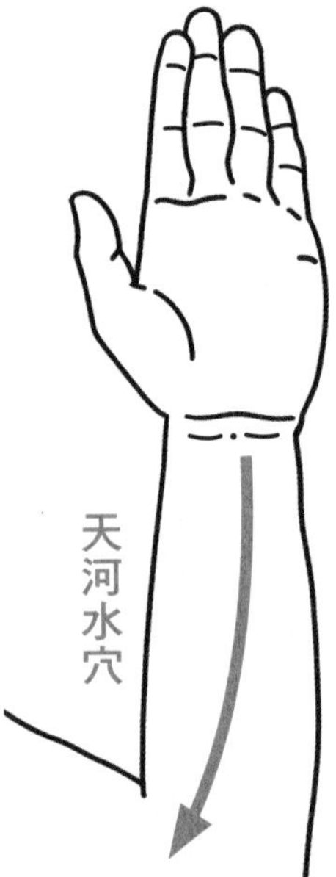

次數 100～200回（1～3分鐘）

（二）◆六腑穴：又稱大涼穴

● 位置：前臂尺側（小指側），肘內少海穴至手腕陰池穴成一直線。

● 手法：退六腑：用拇指面或食、中指面自肘推向腕。

● 應用：一切實熱病症、口臭、便祕、臟腑鬱熱、壯熱煩渴、汗證、咽痛。

● 功效：清熱涼血解毒。

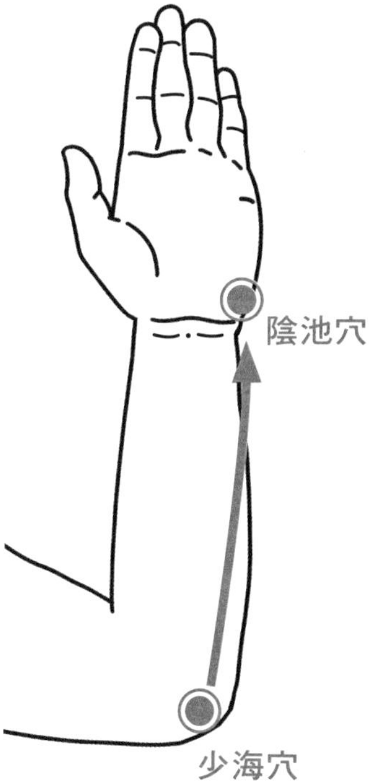

次數 100～300回（1～3分鐘）

中醫兒科一點通

推一推，捏一捏，這樣可預防感冒

開天門30次（點按至百會）↓推坎宮30次↓揉太陽30次↓揉耳後高骨30次↓揉迎香30次↓分手陰陽30次↓揉風池30次↓捏脊3遍。

二、「久咳不癒」，竟是脾胃在作怪

有句俗話說：「醫生怕治嗽，土水師怕抓漏。」中醫的經典《黃帝內經》曾云：「五臟六腑皆令人咳，非獨肺也。」意思就是咳嗽不單是肺系疾病的問題，還會牽涉到五臟六腑。

◈飲食調理腸胃，也可以止咳

許多中醫師聽到咳嗽就頭痛，無非就在於其原因眾多，令人感到十分棘手。其中兒科的病例當中，有許多容易出現久咳不癒的情形，我們先來看看以下這兩則案例。

11歲的王小弟弟，感冒過後已經三周仍有慢性咳嗽，除了白稀痰之外，大便還容易軟散甚至腹瀉，胃口也不好，體重足足掉了3公斤，上課的時候精神也無法集中。

【案例解析】這個病例我給予針刺足三里、百會，並開立四君子湯和參苓白朮散搭配理氣化痰開胃的藥物，還囑咐家長回家按摩足三里穴。如此治療後，咳嗽症狀很快就獲得了改善，並且恢復以前的體重和活力。

另外一個7歲的小妹妹，同樣是重感冒後久咳不癒，輾轉看了幾家診所沒有改善，經人介紹來到我的門診，除了咳嗽之外還容易嘴巴乾，胃口一樣不好，舌頭和嘴唇的顏色鮮紅，舌尖還有草莓狀的點刺，另有便祕和脾氣暴躁愛亂摔東西的情形。

【案例解析】此案例的小妹妹因為排斥針灸，便給予麥門冬湯和增液湯加減，囑咐父母避免讓小孩吃到烤炸辣等油膩的食物，搭配按摩足三里穴，一周後就緩解了上述的症狀。

◈久咳不癒，首先懷疑腸胃系統出問題

上述兩個案例都是久咳不癒，但在治療上卻非直接從肺，而是由脾胃的消化系統來處理，重點就在於中醫的「五行概念」。

在五行系統裡，「土」代表的是腸胃系統，「金」則是肺呼吸系統；而土生金，如果以母子來比喻，土就是母親，金就是孩子，中醫所謂的「子病及母」，就是肺系問題久了，嚴重達一定程度後，就會影響到腸胃系統。

像這兩個例子都出現了腸胃症狀，一個是脾肺氣虛，排便軟散沒胃口、體重減少、精神差都是屬於氣虛的範疇；另一個則是肺胃陰虛有熱的證型，簡單來說就是身體的潤滑液不足，零件缺乏潤滑出現過熱的情形，舉凡口唇紅、舌尖有點刺、便祕都是陰虛有火的熱象。雖然一個是氣虛一個是陰虛，但重點在於都要從腸胃道入手，問題才

能迎刃而解。

◈四神湯，調理腸胃的最佳食療

在飲食上，我會建議久咳不癒者，一定要少吃油膩烤炸的食物，它們往往會阻礙腸胃的消化和吸收，讓本已出現問題的腸胃系統，更加難以運作；吸收營養若有障礙，對於正在發育年齡的小孩來說，是十分不恰當的。穴位的按摩上，我推薦胃經的足三里穴，它可以達到健脾開胃的功能。此外，有一個簡單又有效的食療方就是四神湯！

四神湯是台灣一道很有名的佳餚，以山藥、芡實、蓮子、茯苓四味中藥，加入豬肚或豬小腸，煮成湯來食用。許多地方販售的四神湯，為了增進口感及成本考量，會以薏仁來取代芡實，臨床上兩種方法都是可以使用的。對於小孩的脾胃調養，沒有什麼比四神湯更加有效且方便了。

全方不只健脾胃，還能固肺腎，而且味道不像一般的中藥難以入口，若再加上一點米酒調味，往往會讓小孩垂涎三尺。如果想增加止咳的效果，還能加入一些白果來達到斂肺止咳的作用。

◈常用按摩調理

1.以瀉法清食指（肝經）及無名指（肺經）300回→止咳平喘。

2.輕擦小橫紋（四指除拇指的指根處）300回→化痰。

3.胸部：①按揉下推胸前「天突穴」及「膻中穴」各30下→止咳平喘。

②分推「膻中穴」20下→舒暢肺氣。

4.背部：按揉「定喘穴」及「肺俞穴」各30下→止咳平喘。

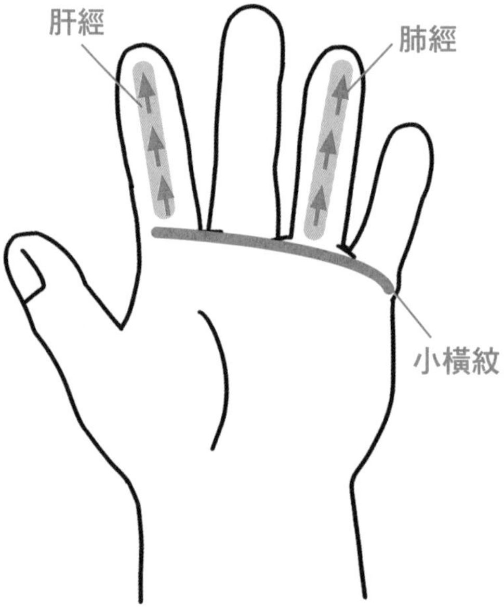

常用穴位之取穴

1. 天突穴：鎖骨正中凹陷處。
2. 膻中穴：前胸兩乳頭連線正中處（與肺俞前後相對應）。
3. 定喘穴：第七頸椎棘突下（大椎）旁開0.5寸。
4. 肺俞穴：第三胸椎棘突下旁開1.5寸（與膻中前後相對應）。

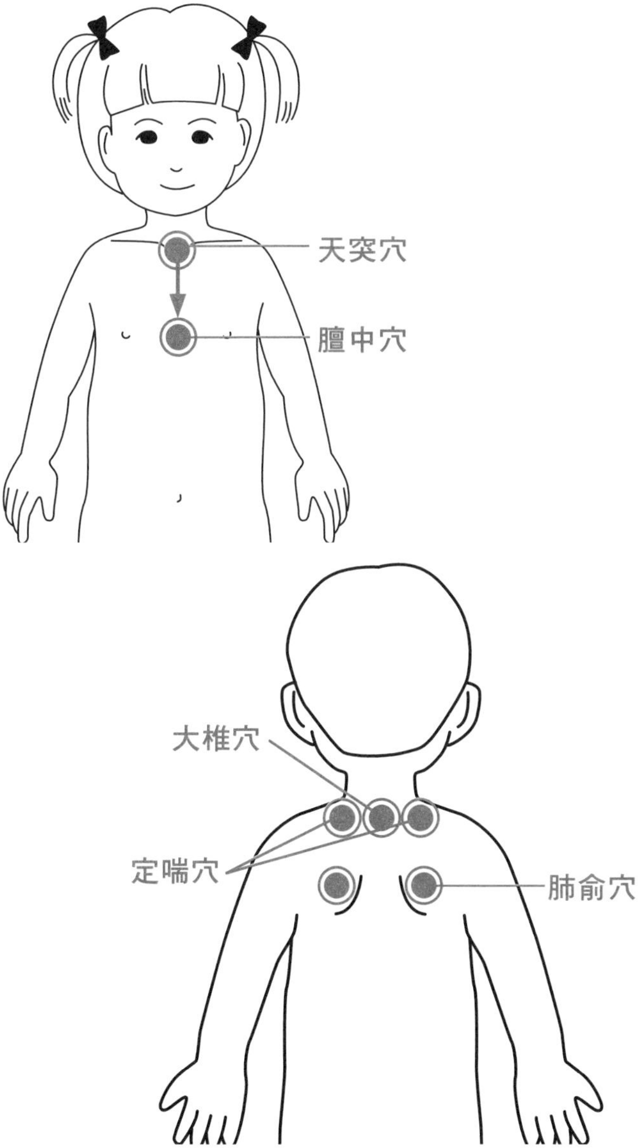

三、常見的「腸病毒」，多為濕熱所引起

近年來新型的病毒引起所有人莫大的恐慌，大家應該還記得多年前SARS造成的衝擊，以及最近的新型冠狀病毒肆虐全球。面對這些病毒，我們應該怎麼辦？

◈中醫辨證論治，對付病毒也有效

每當有一種造成世界流行的病毒感染時，都會有許多憂心忡忡的患者問我：「面對特殊的新型病毒，中醫有沒有比較好的處理方式？」

其實早在東漢末年時，也有類似今日的可怕情景，當時中國兵荒馬亂，疫病大流行。名醫張仲景的家族二百餘人中，就有三分之二的人因患疫病而死亡。仲景因親眼目睹家族的不幸和百姓的痛苦，便激起他學醫的決心，並完成《傷寒論》這本中醫界最重要的「傳染病治療手冊」，也因為他的貢獻，後世尊稱其為「醫聖」。

中醫面對各個時代不同的疫病，並不是去試著分析病毒的基因序列，或是研發疫苗，或是專門治療此病毒的妙方，而是建立「辨證論治」的理論。即是根據患者的症狀蒐集資訊後，針對他量身訂做出一個合適的處方治療。

換句話說，即使面對最神祕且讓科學家摸不著頭緒的奇怪致病原，中醫仍是利用這套「辨證論治」的上乘武功心法來應戰。了解這個觀念後，我們就來介紹一下兒科外感中，中醫如何處理常見的腸病毒。

我有個患者是8歲的邱小妹妹，發高燒兩、三天，一直反反覆覆，不斷跟爸媽抱怨喉嚨痛，不想吃東西；另外，手掌和腳掌出現一些直徑大約1～2公釐的水泡，大便臭酸味，舌頭顏色紅、舌苔膩，口腔咽峽處又有多處的潰瘍，全身沒什麼活力。爸媽很擔心，急急忙忙帶到我的診間，我施以處方甘露消毒丹加減，症狀很快的就緩解下來了。

▼緩解腸病毒的中醫觀點

每到天氣炎熱的時候，腸病毒就會在台灣流行起來，臨床常見的有疱疹性咽峽炎（口腔後部有多處散發性潰瘍），以及手足口病（手腳出現隆起的小紅疹、水泡）。

中醫認為，水泡和紅疹是體內的濕邪和熱邪，無法正常排除所產生的，因此腸病毒這些典型症狀，在中醫是屬於「濕熱」的範疇。

濕熱在體內，多半會有胃口不好、排便臭酸味、疲倦無活力等症狀，治療的方式，就是掌握住「清利濕熱」的原則即可。但是還有很重要的生活衛教需要宣導，即恢復期間的濕邪仍沒辦法完全清除，此時飲食要記得不可太過滋膩。

有的父母總認為小孩病後需要大補特補，又是大魚大肉又是熬製藥膳，這是非常不正確的觀念，恢復期力求飲食清淡，才是真正補到小孩！

◈綠豆薏仁湯，可以清濕熱

針對腸病毒這樣濕熱的特質，可以多讓孩童在炎炎夏日吃一些綠豆薏仁湯。綠豆和薏仁都是非常棒的清濕熱食材，很適合台灣濕熱的氣候特質使用，只需掌握兩個原則：一是不要加太多糖，適量就行；二是不要吃冰的，常溫吃即可。

糖本身就是增加濕邪的一個重要因素，而過於冰冷的食物突然吃下去，又容易造成孩子腸胃的負擔。同樣是甜點，一碗綠豆薏仁湯比一大堆的零食點心來得健康又養生，讓孩子吃得高興，父母也開心！

【綠豆薏仁湯】

- 材料：綠豆和薏仁比例2：1，取適當用量；冰糖少許。
- 做法：兩者洗淨後，先將薏仁及蓋過薏仁的清水放進電鍋燜煮，再加入綠豆一起燜煮，最後調入少許冰糖即可食用。

◈常用按摩調理

• 清天河水：用食、中二指指腹自腕推向肘100～200回（1～3分鐘）。可退燒，減輕咽痛。

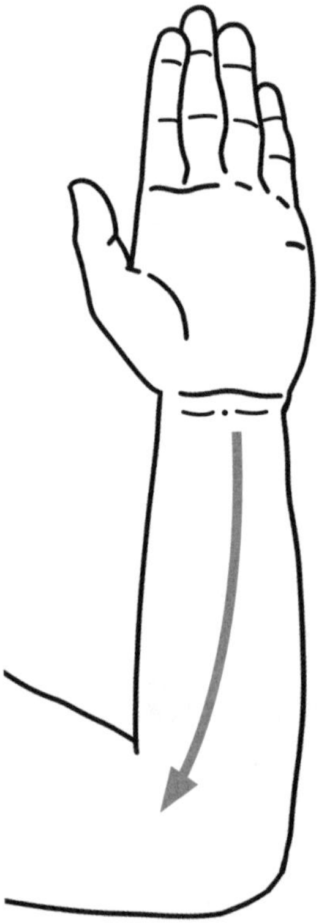

四、惱人的「扁桃腺炎」，按摩穴位可減緩

扁桃腺反覆發炎，對於全天下的家長來說都是個可怕的噩夢，臨床上許多孩童的病史都非常類似，就是常常到耳鼻喉科診所拿藥，身體好了一陣子又感冒發燒喉嚨痛。

◈扁桃腺是人體免疫防禦系統的一環

很多傷透腦筋的父母問我：「孫醫師，我的小孩老是在扁桃腺發炎，若用手術切除的方式處理好不好？」

扁桃腺是由淋巴組織所組成，位於口咽兩側。一旦有細菌和病毒入侵，它通常第一個發難。大多數的扁桃腺發炎為病毒感染，主要是腺病毒、EB 病毒，其他還有流感病毒。若用一國的兵力來形容一個人的免疫力，扁桃腺就好比最前哨的斥候騎兵一樣，負責偵查和蒐集敵情，若有什麼風吹草動，就迅速通報免疫大軍前來作戰。

在我的觀點裡，如果將這個快速搜查的系統給拔除，反而會讓病毒細菌有機可乘，更快速的深入到身體各處肆虐。臨床上我還是會建議家屬，有耐心的讓我治療一段時間，藉由中醫的方式讓身體的防禦機能強化，才能免除惱人的扁桃腺炎。

▼中醫如何治療扁桃腺炎？

我們舉兩個案例。第一個是就讀國小的陳姓同學，常常熬夜打電動、吃鹹酥雞，平日又不太愛運動。在一次嚴重的感冒過後，就反覆扁桃腺發炎，每每發病，便需要至診所報到，長期的吃抗生素、消炎藥，咽喉變得易乾、吞口水三不五時會痛、舌頭紅、大便乾硬。這個案例，我處方以養陰清肺湯加減，並囑咐切勿熬夜，喉嚨痛時可以按摩液門穴以及少商穴。大概調理了一至兩個多月，就沒有再發生扁桃腺炎了。

第二位也是一個國小的小弟弟，進來門診就正在發燒咽喉痛，看了一下喉嚨，扁桃腺非常的紅腫。爸媽說小孩子吃東西吞下去就喊痛，脈象浮滑數，舌質顏色紅，處方以普濟消毒飲加減，並針刺了少商穴和魚際穴瀉肺火，藥吃下去沒幾天，症狀就改善了。

案例一為慢性扁桃腺炎，案例二則是急性扁桃腺炎，這在中醫處理的觀點是不同的。我們以火爐煮水的概念來比喻，人體的水就是身體的陰液，火則是身體的陽氣，陰陽在平衡的狀態，火和水的比例是正常的，如果身體的陰液含量越來越不足，水就越來越少，很容易會發生空燒鍋子的情形，這就是慢性扁桃腺炎；反觀突然火勢變大造成的不平衡，就是急性扁桃腺炎。

慢性治療方式是給水，中醫叫做養陰，而且任何耗傷陰液的行為都應該要避免，其中吃炸辣的食物和熬夜，就是兩個最耗傷陰液的行為；急性的處理則需釜底抽薪，藉由較強的苦寒藥物直接撲滅火勢。所以案例一用了養陰清熱的養陰清肺湯，案例二則是用了苦寒瀉熱的普濟消毒飲。慢性扁桃腺炎一般來說，治療時間較長，需要1～2個月的時間；急性扁桃腺炎則是來得快去得快，幾天就可以處理好。

◈處理扁桃腺炎的井穴——少商穴

穴位按摩上，無論慢性急性都可以選用肺經上的少商穴。少商穴屬於手太陰肺經，在分類上屬於井穴。古人將一條經脈比喻成河流，所謂的井穴，即為源頭的「井口」；

井穴可能大家不熟悉，但是一定看過金庸的小說《天龍八部》，裡頭主角段譽所學的絕招六脈神劍，便是以其中的六條井穴來命名。

現實中的井穴沒有這種力量，可以達到隔空傷人的效果，但臨床上的井穴，卻能對自身產生清熱消腫的功能。一般來說，每一個井穴都可以治療所屬經脈、臟腑的熱證。針對我們的咽喉痛，原則上都是由肺經在掌管，因此可以用肺經的井穴——少商穴來處理。

常用穴位之取穴

少商穴在大拇指橈側，距指甲角約1分處。可用棉花棒或是指甲尖進行按壓，達到微痛的效果即可。

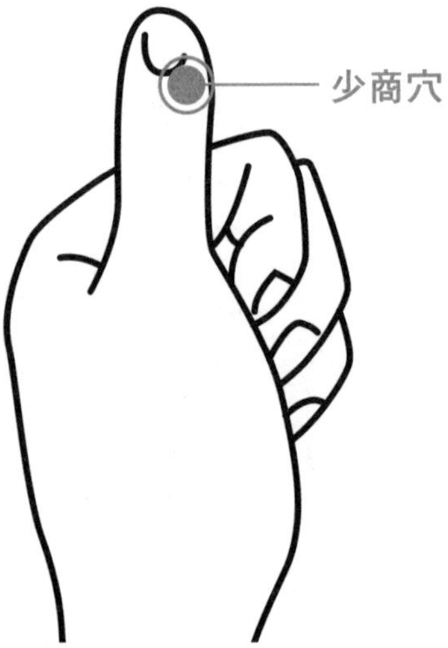

五、「急性腸胃炎」中醫也能藥到病除

民眾很容易對中醫有「慢郎中」的刻板印象，認為只有長期調理的問題才會找上中醫，急性病症大多會往大醫院的急診跑；然而中醫在臨床上，是可以處理很多大大小小的急性病症的，包括急性扭拉傷、眩暈、感冒等。

◈外感六淫，辨證施治

有鑒於此，衛福部健保署自一〇七年度起通過「中醫急症處置試辦計畫」，讓許多大醫院的急診和中醫科部合作，並在實證基礎、中醫界共識及急診專科醫學會的指導下，針對急診時幾大項適應症（包含中風、頭痛、眩暈、軟組織疼痛、痛經、急腹症等等問題），將中西醫結合在一起來治療患者，可說是讓台灣的中醫往前邁進了重要一步。

回到我們的主題，在我臨床經驗中，急性腸胃炎使用中醫治療的效果可說是立竿見影。一般腸胃炎症狀可能是腹瀉、嘔吐、發燒，以及間歇性的腹痛腹脹，以病源來說，最常見的就是「病毒」、「細菌」和「寄生蟲」，其中又以前兩者居多。新聞屢屢在報導的輪狀病毒、沙門氏菌皆屬常見的致病原。

中醫對於致病原的觀念統稱為「外感六淫」，包括風、寒、暑、濕、燥、火，根據疾病的特色和人的體質及症狀歸類，給予不同的方式治療。臨床最常遇到的，就是寒濕型和濕熱型兩種，只要方向正確，往往是1～2日便藥到病除。

◈濕熱用葛根芩連湯，寒濕用藿香正氣散

就讀小五的簡弟弟，前一晚疑似吃了沒煮熟的食物，半夜就開始一直拉肚子，來門診的時候已經拉了十幾次。大便酸臭，肚子一直咕嚕咕嚕叫，全身無力，微燒，脈滑有力，口渴身熱，辨證屬於濕熱型，給予葛根芩連湯加減，搭配針刺梁丘穴和足三里穴，才剛針下腸道一直蠕動的感覺就消失了，再配合藥物一天左右就恢復正常。

若是寒濕型則可以使用藿香正氣散。不論是哪一型的腸胃炎，都要注意有無脫水的現象，許多孩童在嚴重的腹瀉後，容易有黏膜黏稠、眼窩稍微凹陷、口渴、躁動或

是疲倦的情形，因此腸胃炎勢必要做好水分補充，嚴重的脫水一定要趕快到醫院就醫，以免病情加重！

◈足三里穴配合梁丘穴——腸胃急症專用

急性的腹瀉可以按摩足三里穴和梁丘穴來緩解。梁丘穴是胃經的郄穴，所謂的郄穴，就是專責處理該條經絡的急性病症，好比肺經的郄穴孔最穴，就能處理肺系的急性咳嗽、手臂疼痛、咽喉腫痛的問題。

另外，恢復期的孩童最忌諱再大吃大喝，中醫有一個「食復」的概念，在《傷寒論》這本書中有提到，若疾病初癒，因飲食不慎或不節而致疾病後發者，稱為「食復」。

食復會增加腸胃的負擔，讓本來就飽受壓力的腸胃系統，再度面臨當機的情形，很容易會讓外邪捲土重來，甚至加上體內臟腑的失調而變成所謂的「雜病」，這就不是兩三天可以康復的了，需要較長的時間調理才能痊癒。

◇清腸道的藿香茶

除了穴位的針刺或按摩之外，腹瀉期間可以泡一點藿香茶飲來清清腸道的毒素，尤其現代人飲食多偏油膩，不然就是吃很甜很冰的甜點，這時候也可以搭配藿香茶，快速改善腸胃道的環境，才不會老是吃壞肚子跑廁所！

【藿香茶飲】

- 材料：藿香3錢、紫蘇3錢。
- 做法：沖泡熱水反覆飲用至味淡。

◇常用按摩調理

1. 左手：清胃、補脾、補大腸：各100回。
2. 揉臍、摩腹：各5分鐘。
3. 按摩雙側足三里穴、梁丘穴各3分鐘。

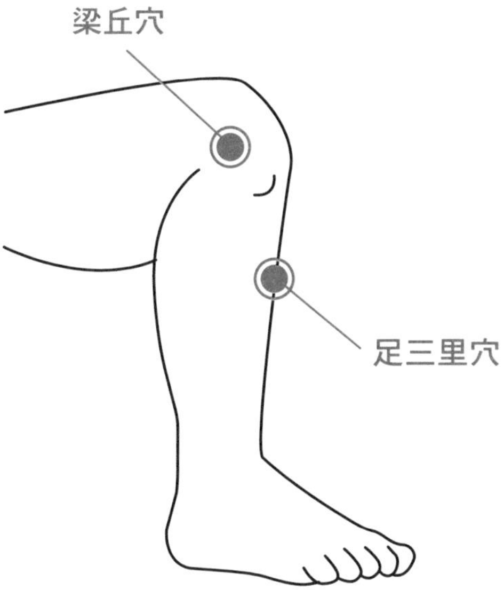

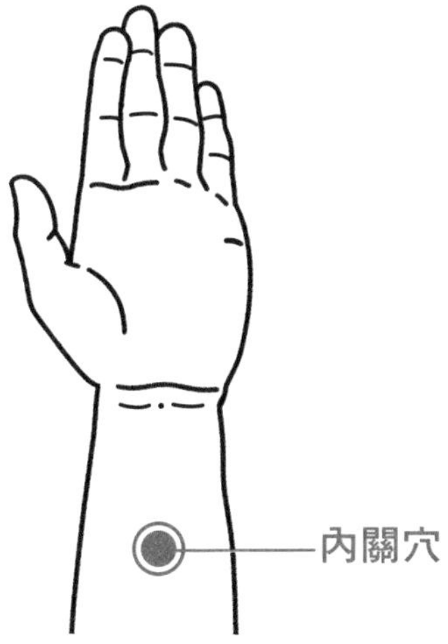

- 足三里穴：小腿前外側，外膝眼（犢鼻）下3寸，脛骨前緣外一橫指處。
- 梁丘穴：屈膝，在大腿前面，當髂前上棘與髕底外側端的連線上，髕底上2寸。

4. 若有嘔吐：可按摩內關穴150回。
5. 若有腹瀉：可自下而上推「七節骨」及揉「龜尾」各100回。

六、感冒併發耳朵痛，當心「中耳炎」搗蛋

兒童感冒常會併發中耳炎。中耳炎是造成兒童聽力受損最常見的原因之一，卻容易受到忽略，嚴重時甚至感染會擴散到頭顱內附近的構造，繼而引發其他併發症。

◈耳咽管是連通咽喉和耳朵的重要道路

要談到中耳炎的發病機轉，勢必會提到耳咽管。耳咽管又稱作歐氏管，是連結咽喉和耳朵的通道，最重要的功能就是平衡耳膜內側及外側的壓力，同時也有清除中耳腔黏膜分泌物的功能。它平時並不會一直保持關閉或開啟的狀態，而是根據周邊肌肉、

軟骨和軟組織狀況，不停地在進行微調通暢程度的繁複工作！

也因此，當鼻腔或咽喉的細菌，經由耳咽管進入中耳造成感染，就容易發生急性中耳炎。中耳的感染會引起耳朵疼痛、耳膜紅腫甚至是中耳積膿，膿液無法由腫脹關閉的耳咽管排出而留在中耳腔，有時積膿過多，會造成耳膜破裂而流出膿液。急性中耳炎若沒有第一時間處理好，可能會變成慢性中耳炎，治療的時間會拉長許多。

◈中醫治療中耳炎，會從膽經和三焦經入手

中醫師總會在門診遭遇到千奇百怪的問題，往往在面對從未碰過的難題時，所能掌握的重要原則就是「經絡辨證」，藉由充分了解十四經脈的走向，來選擇適當的經絡穴位治療病症，也常常能達到令人出乎意料之外的滿意效果，這也是中醫最為迷人的地方。耳朵在中醫的經絡辨證系統中，屬於膽經和三焦經所經過的範疇，亦即皆屬於「少陽」經，而肝膽又是相表裡的難兄難弟組合，因此治療最重要的，就是選用適合肝膽和三焦經的穴位及藥物。

我經常使用膽經的聽會穴、三焦經的外關穴和肝經的太衝穴來搭配治療，藥物的部分，若是有流膿的急性中耳炎，屬於肝經濕熱型，會選用龍膽瀉肝湯；若是無流膿

者，則會使用小柴胡湯加減治療。但是這些藥物往往都有點苦，小孩多半不是很喜歡，因此穴位按摩以及茶飲的使用，就能在此時占有一席之地。

◈蒲公英菊花茶搭配外關穴，是治療中耳炎的好幫手

其實不只是中耳炎，舉凡肝膽經的火熱證，這樣的組合都能見效，好比眼睛結膜紅癢、或是面部痘瘡長在側面居多、甚至是口苦口臭都能使用。蒲公英是入肝膽經很好的天然抗生素，有消炎和清利濕熱的功能；菊花和柴胡也是入肝膽經的重要藥物。穴位方面則是按摩三焦經的外關穴，它有不錯的疏風清熱和疏通少陽經絡的功能，加上穴位本身很好找，小孩或是父母按壓都不會有太大難度。

【蒲公英菊花茶】

- 材料：蒲公英3錢、菊花3錢、柴胡1錢。
- 做法：熱水沖泡反覆至味淡，可適度加冰糖調味。

常用穴位之取穴

● 外關穴：腕背橫紋後2寸（三指），尺骨與橈骨之間。

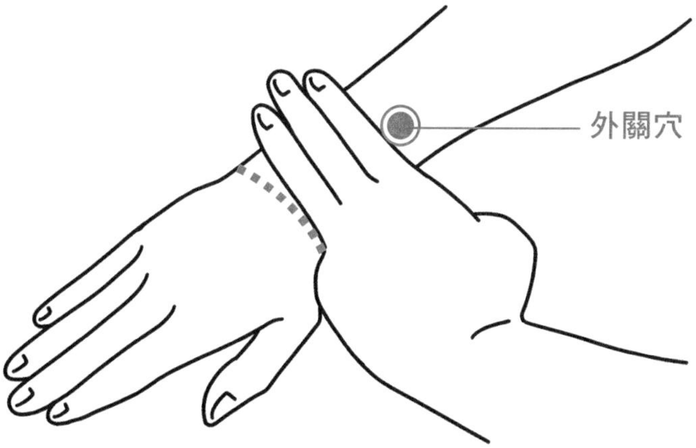

第四章

爸媽最關心的小兒非急重症

一、「便祕」要根治，不可一味吃瀉藥

你去看診時，是否會覺得醫師問了許多乍聽之下和你的病症一點關係都沒有的問題？例如胃口好不好、容不容易口渴、會不會怕冷、睡得好不好等等，其實這一切都是息息相關。

◈中西醫論證，看便祕的原因不同

中醫師在蒐集症狀的過程，是用來邏輯推理出一個「證」，根據這個證來決定一個人的處方用藥，而這樣的過程需要的資訊很多，排便就占了一個非常重要的位置。

在看診的經驗中，常常會遇到兒科患者有便祕的問題，根據研究顯示：便祕約占小兒科門診病人的5%。兒童慢性便祕的原因包含甚廣，一般常見的有生理性的原因，如對飲食中的蛋白有不耐的情形、低纖維飲食、水分攝取不夠、少運動等等。神經性問題則包括巨結腸症、腦性麻痺等。內分泌方面則是甲狀腺功能低下和電解質不平衡。其他還有先天性結構的異常或是藥物影響。其中功能性的腸道便祕，大約占了一歲上下孩童的95%。

雖然造成便祕的原因眾多，但中醫的邏輯思維，大體上會將小兒便祕分成幾種類型。包含腸胃蠕動無力造成的氣虛便祕；飲食水分攝取太少，或是油炸辣吃太多造成陰虛有熱的便祕；或是運動太少造成的氣滯型便祕。我們從案例來分析會比較清楚一些。

▼一味吃瀉藥會造成腸道依賴，治標不治本

3歲的徐小妹妹，主訴便祕已4個月。5個月前開始轉換飲食習慣（從粥轉至米飯）後，就開始出現排便不暢的現象，每3～4天就要用甘油球通腸，後來到中醫診所診治，醫師開了瀉下作用的調味承氣湯加減。起初療效驚人，過了兩三周漸漸又失去效果，一個月後又變成需要甘油球通腸。心急的家屬帶來我的門診，看舌頭顏色深紅，嘴巴又乾，我只開了簡單的甘露飲加減，配合決明子茶和穴位按摩上巨虛穴，非常快速的就改善了便祕問題。

這個案例重要的治療關鍵在於掌握「病因」。依照飲食指導之原則，3歲孩童應可食用正常的米飯，而不需以吃粥為主食。徐小妹妹起初的便祕，應該是突然改變飲食習慣，使腸道系統短時間內不能適應所造成。臨床上在小兒飲食衛教方面，從粥改成米飯為主食，應以循序漸進的方式，將米和水的比例慢慢做調整。

掌握了這個原則，其實該案孩童從中醫分析，就是體內的津液不足，只需要一些滋潤腸道的藥物，即可快速改善。但是偏偏看診的中醫師，又朝瀉下的方向去開立藥物，一味的瀉下除了會傷害腸胃的正氣之外，久了還會讓腸胃道對於瀉下藥物有依賴性，長期服用，劑量就要越調越高，對於一個3歲小孩來說，這樣的服用方式，從長遠來看並不適宜。

◈決明子茶加蜂蜜，小孩也愛喝

決明子茶適合各種便祕體質服用，除了有潤腸功效，更是一味明目顧眼睛的好中藥。最好使用炒過的決明子，可將其放入平底鍋內，炒至微有香氣再使用。加入蜂蜜調味後，小孩可說是愛不釋手，甚至不用吃中藥也能快速的改善症狀。

【決明子茶】

- 材料：炒決明子3錢。
- 做法：以熱水600毫升沖泡飲用，可反覆沖泡至味淡。另可加入蜂蜜些許調味，蜂蜜也能增強潤腸的效果。

◈常用按摩調理

1. 清大腸：100回。
2. 順時鐘摩腹、揉天樞、揉中脘：各3～5分鐘。

- 天樞穴：即與肚臍平行，往外（腰間）2寸的兩個點。
- 中脘穴：劍突（即胸骨下端）與肚臍的中點。

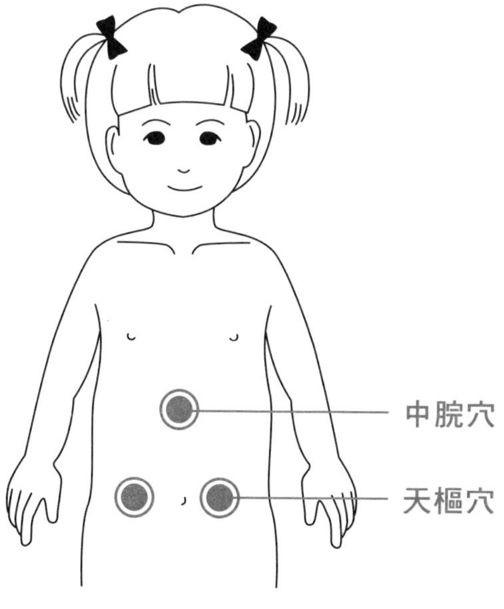

3.按摩雙側上巨虛穴各3分鐘，效果非常好。

• 上巨虛穴：小腿前外側，外膝眼（犢鼻）下6寸，脛骨前緣外一橫指（中指）處。當足三里直下3寸，脛骨前肌中。

4.自上而下推「七節骨」及揉「龜尾」各100回。

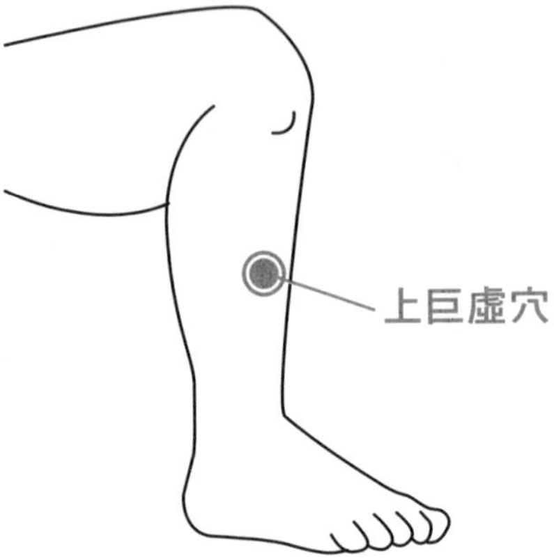

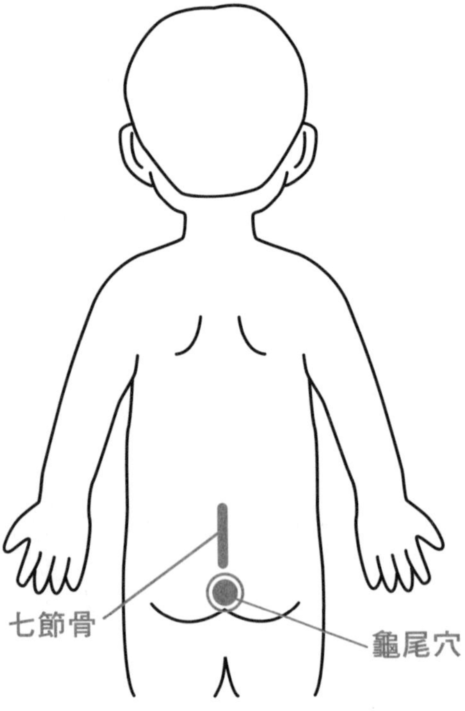

二、「情緒緊張」睡不好，按按神門可改善

現代人的通病就是生活壓力過大，思緒紊亂或情緒緊張，造成失眠、睡不好等睡眠障礙。可是居然連兒童都有失眠問題，兒童失眠容易影響發育，不可不慎。

◈時代背景不同，治療方式隨之改變

在我剛當醫師的年代，鮮少聽過孩童失眠的情形，基本上小孩也都在晚上9～10點左右就會上床睡覺。反觀現在，臨床問診少有11點以前就寢的孩子，絕大多數這個時間都還在打電玩、寫補習班或學校的作業、甚至是追劇，生活雖然隨著時代越加方

便快速，但卻好像總是上緊發條一樣，忙得不可開交。

從古早不同時代的醫書，同樣可以看出這樣的端倪。許多學生跟診或是閒暇提問時，都會問到中醫赫赫有名的「金元四大家」，包含劉完素的火熱論、張從正的攻邪說、李東垣的脾胃論和朱震亨的養陰說。學生總是好奇，為什麼這四位醫家的想法如此大相逕庭，卻還是能在當代的中醫界，成為數一數二的大師。這要一定程度的談到當時的「時代背景」。

李東垣生在戰亂動盪的不安年代，其經歷了金國與蒙古的戰爭，有名的汴京大疫，據說單日死亡人數甚至多達上萬人。在兵禍四起的北方，居民被圍城缺乏物資的情形之下，連是否有下一餐的食物都成問題，所以腸胃系統大多出現狀況，因此李東垣的脾胃論，就從提升脾胃陽氣角度出發，成功救治了無數百姓。

反觀朱震亨（朱丹溪）出生在較晚的時期，而且住在偏安的南方，元代江南較少動盪，人民過著相對平穩的生活，就容易出現類似近代的傷陰情形，例如熬夜晚睡、所思所想慾望太多、好吃懶做，因此出現了養陰學說。可以說時代背景之下，產生了相應的治療方式，也是中醫有趣且迷人之處。

▼升學壓力大，容易耗傷心神

我曾經治療過一個國中生，成績非常優異，本身對自我要求也高，為了達到父母親的期待，每天都很認真苦讀，加上自己容易緊張的個性，考試的前一兩天總會出現失眠的情形。且隨著國三模擬考一次次的逼近，失眠的情形越加嚴重，父母看到小孩的樣子也緊張得不得了，竟然跟著睡不好覺，想不到一個考生失眠，搞得全家都一起睡不著。

這樣的問題，也能從金元醫家朱丹溪的思考方式出發，病因是耗傷心神，因此滋養心陰是重要的藥方，臨床上最常使用的就是天王補心丹。但是古方今用需要做出適當的調整，包含久坐念書沒有動，一身的氣機都不通暢。壓力大肝氣鬱結，加重氣滞的程度；脖子老是彎著不挺直，久了血循到大腦就會變差。綜合以上的問題，肝氣要疏瀉，需搭配逍遙散或是四逆散；脖子和睡眠的困擾，則要針刺風池穴、百會穴和神門穴處理。

◈按壓神門穴，加強安神效果

這樣的治療雖然一定程度上，可以改善失眠的狀況，但是最主要的，還是在於壓力因素的消除，以及自我情緒的調整。很多患者在大考一過後，失眠不藥而癒，但如果情緒無法隨之調整，很容易變成長期且慢性的失眠問題。一般的門診，中醫師很難藉由短短的看診時間，改變病人的想法或是本身的個性，這需要家人或是朋友的慢慢溝通，才有辦法徹底解決。

在輔助上，可以配合心經的神門穴來按壓，它是治療失眠很重要的一大穴位，位於手腕上，屬於「原穴」，因心統領著人體的所有神志活動，除了失眠之外，有情緒或者精神問題，按壓或針刺神門穴皆可以處理。按壓手神門，尤其在不偏離心經為原則，朝向腕骨骨緣的方向上按，會有很強烈的痠脹感屬正常，可提早於睡眠前三十分鐘操作，預防失眠的效果非常好。

茶飲的部分可以使用柏子仁茶。柏子仁具有不錯的安養心神效果，不只能夠填充陰液，也有安神助眠的功效；裡面搭配的麥門冬，一樣也有養心陰除煩的作用。

【柏子仁茶】

- 材料：柏子仁5錢、麥門冬3錢。

● 做法：以600毫升的水煮沸後，再以小火煎煮10～15分鐘即可。

◈常用按摩調理

1. 可整片撫摸背部膀胱經（亦可加強肩胛骨下的神道穴、心俞穴、神堂穴）。
2. 按摩神門穴及內關穴。

- 神門穴：位於腕部，腕掌側橫紋尺側端，尺側腕屈肌腱的橈側凹陷處。
- 內關穴：位於腕部，腕掌側橫紋往上約3指寬處，位於兩筋之間。

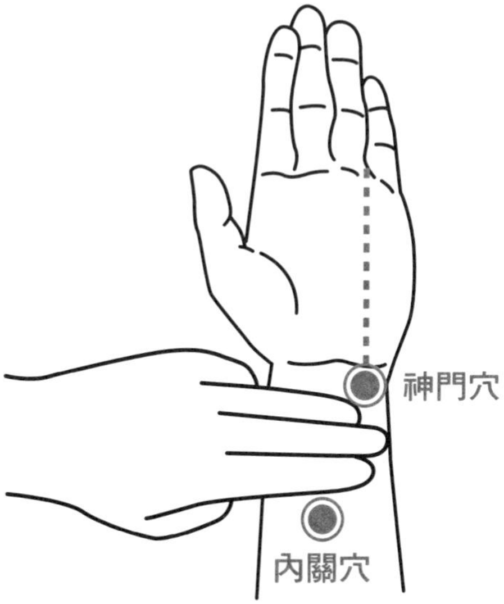

三、一次搞懂中醫如何治療「睡眠障礙」

隨著工作和生活壓力的增加，失眠變成現代人的通病，而醫院和診所有些有睡眠障礙科，有些則併入身心科，所以，前往身心科看診並不是一件很難啟齒的事。

◈不要害怕求診「身心科」

許多民眾都有看身心科的經驗，這並不需要覺得丟臉或怕別人知道。以往大眾對於身心疾病知識的不足，總以為精神科就是要看一些有解離性人格疾病，或是有思覺失調症等身心疾病的人，其實更多患者是失眠、焦慮、恐慌等問題而求診。這類型的患者，長期為求一個安穩的睡眠所苦，或是突發的恐慌會讓他們體驗到瀕死的感受，有時這些問題甚至比實質器官的病變更讓人難受。目前國人對於就診精神科已經有正確的認知，也期待中醫能在這個領域裡對病人有所助益。

許多有睡眠障礙的患者，其實在一開始，都已經服用一段時間的鎮靜安眠藥物才來求診。這時不應該請病人先停西藥，而是要用中西醫併治的方式，在症狀穩定時，才可以試著將西藥慢慢減量。有的患者沒有經過事先的溝通，就診中醫後私自停藥，很可能會造成睡眠品質更差的後果！

◈中醫治失眠，掌握「陽不入於陰」

常常有跟診的學生會問我，同樣是睡眠的問題，西醫的藥物治療，搞清楚藥物機轉後就很容易理解，但是中醫常常A用A方，B用B方，看都看不明白，但是每個患者，又各自對於開立的處方有滿意的療效，頗讓他們摸不著頭緒。要了解中醫怎麼處理失眠的問題，還是要回歸《黃帝內經》的基本觀念，就是「陽不入於陰」。

《黃帝內經》有一段文字：「今厥氣客於五藏六府，則衛氣獨衛其外，行於陽，不得入於陰。行於陽則陽氣盛，陽氣盛則陽蹻陷，不得入於陰，陰虛，故目不瞑。」我們在白天活動的時候，是環繞一身的陽氣，而到了夜晚要睡覺時，陽需要從「特定的管道」來進入陰，人體才能有安穩的睡眠。

正因為如此，陽與陰的比例必須是相當的。「陰」可以想像成存放「陽」的一個盒子，今天如果盒子太小，陰液不足，陽也無法進入；如果陽氣過旺造成陽亢，一樣也無法入於陰。還有一個要掌握的點，就是「進入的管道」，這個管道可以理解成經絡，所以睡眠治療的關鍵，無非就是陰陽的平衡掌握，以及經絡的通暢與否！聽懂了這些，再來看各種方劑就一目了然了。

老是因壓力大、火氣大，肝鬱化火的患者易失眠，也就是陽氣相對過亢了，治療就需要瀉火，所謂龍膽瀉肝湯、黃連、黃芩、黃柏這些藥物，如何能治療睡眠障礙就可以理解了。如果體型偏瘦、舌體瘦、脈細數，這種需要養陰的陰虛體質，可以想成盒子太小陽氣進不來，就要用天王補心丹、酸棗仁、女貞子這類的藥物。

而經絡的障礙呢？最常見的就是痰瘀阻滯了。也因此像是溫膽湯、血府逐瘀湯、半夏這些清除痰瘀的藥物，就好比將陽和陰之間的通道全部清乾淨，讓陽入於陰的過程更加順利。回過頭再來看所謂的睡不安穩，是陽過亢還是陰過少，又或是經絡不暢所造成的，就要根據不同的狀況，使用不同的治療方式。

我曾經治療過一個胖胖的弟弟，他常常睡了一小時後就會醒來，家長也覺得莫名其妙不知所以然，入睡沒問題，就是常常會睡了就醒。我看了一下，發現他的舌苔厚膩，又少運動，大便也黏，辨證屬於痰濕，就開立了溫膽湯加減治療。療效非常顯著，睡睡醒醒的問題很快獲得改善。

睡不安穩，一樣可以使用神門穴來按摩，也能加上百會穴增強療效。

常用穴位之取穴

- 神門穴：位於腕部，腕掌側橫紋尺側端，尺側腕屈肌腱的橈側凹陷處。

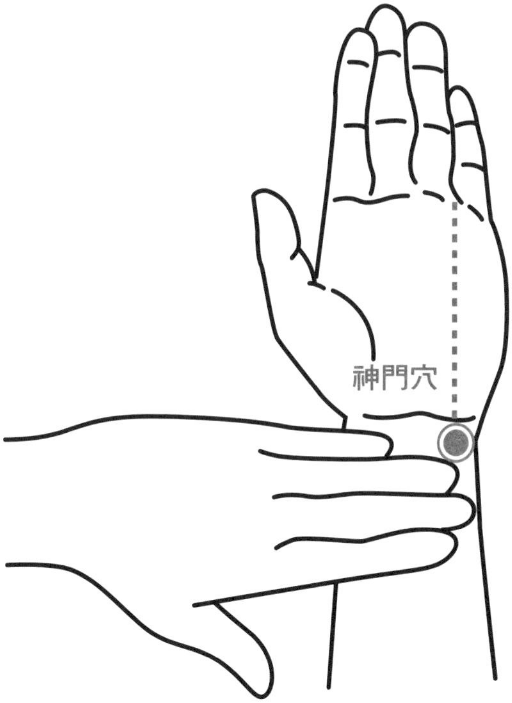

四、「食慾不振」，多飲健脾茶讓你胃口大開

現代人比較少有食慾不振的問題，除非是遇到壓力或是身心上的障礙，但小孩子卻常因為身體因素吃不下飯，而且他們往往不會主述自己的問題出在哪，家長和醫師必須好好觀察，才可推論。

◈腸胃欠佳，往往是主因

台灣早期比較貧困的年代，小孩想吃什麼幾乎都吃不到，當時如果能有顆糖果就已經是至高的享受了，三餐有肉的沒幾頓，更別說什麼飯後甜點，往往一餐就是地瓜稀飯配上一些青菜，日子就這樣苦哈哈的度過。

時至今日已經大不相同，現代的小孩十個有九個是營養過剩，但是老一輩的人以及父母，還是會擔心小孩吃不飽，正餐之外不時來個下午茶，晚上再搭配一頓宵夜，反而會造成他們脾胃消化不正常，產生食慾不振的問題。

我在門診時常告誡家長一句話：「東西吃下去不見得是你的，吃下去要消化後才是你的！」許多人有聽沒有懂，食物吃下去，不就進入我的消化器官了嗎？有些消化功能不好的患者，若是開中藥丸劑給他，可能吃五顆就排五顆一模一樣的出來！食物吃進去有無吸收，取決於消化功能的好壞，這也是為什麼中醫在治療各種類型的患者時，都不會忘記「腸胃」這個重要環節，因為所有的藥物和營養吸收，都需要通過這一關。

我曾治療過一個「小胖弟」，才6歲卻胖得不得了，結果竟然是吃不下、食慾不好來我的門診。一問才知道正餐都沒吃，但是父母一直讓小孩吃零食。早餐不吃跑去吃巧克力；午餐沒食慾，下午吃冰棒和餅乾；晚上不吃飯，喜歡吃甜點和珍珠奶茶；這樣的病人，他的問題是出在飲食的習慣不正確！

不讓小孩吃零食，到了正餐時間肚子餓了，自然胃口就會變好；但是也有另一類型的小朋友，多半是感冒或是生病過後，食慾就總是不好，吃什麼都沒味道，這就是中醫所謂的「脾胃氣虛」。這些小朋友大多有疲倦、大便軟散、頭腦昏沉無法集中的問題，我會開立六君子湯或是參苓白朮散治療；食療的部分，我會請父母煮健脾茶給他們喝，很快的就會胃口大開。

◈健脾茶的組成有巧思

健脾茶的處方有四君子湯（黨參、白朮、茯苓、甘草）在其中，本身就是一個補氣的方劑，此外還有理氣消積滯的山楂、麥芽、神麴三味藥物，對於食積的消除和開胃的效果奇佳。山楂、麥芽、神麴又稱作「焦三仙」，焦麥芽有消化澱粉類食物的作用；焦神麴則利於消化米麵和金石之物；焦山楂則善於治療肉類或油膩過多所致的食滯。三者的功能略有不同，共同合作可以達到完美的開胃消食效果。

但是這三味藥使用是有禁忌的，若沒有搭配其他藥物，而單純使用這三種的話，服用久了會耗氣，脾胃可能更加的虛弱。曾有腹脹胃口不好的患者，吃了焦三仙改善症狀，就長期服用以為可以保健，結果時間一久，越吃越虛弱，這也是為何我在健脾茶的組成藥材中，以補脾胃的「四君子湯」來打底的原因，如此一來就不怕焦三仙的副作用了。食慾不振若要搭配穴位按摩，可使用足三里穴配合加強效果；其實整個小腿就是胃經的走向，可以用拍打的方式，一樣會有療效。

【健脾茶】

- 材料：黨參、茯苓、白朮各3錢，焦神麴、焦山楂、焦麥芽各2錢，炙甘草1錢。
- 做法：藥材洗淨放入鍋中，加入1000毫升的水，開大火煮滾後，轉小火再煮5～10分鐘即可。三餐飯前喝，一次喝100毫升。

◈常用按摩調理

1.補脾經、運內八卦各300次

- 脾經：旋推寶寶的拇指末節螺紋面。
- 順推內八卦：手掌面以掌心為圓心，從圓心至中指指根橫紋約三分之二處為半徑作圓周，此圓周即內八卦。

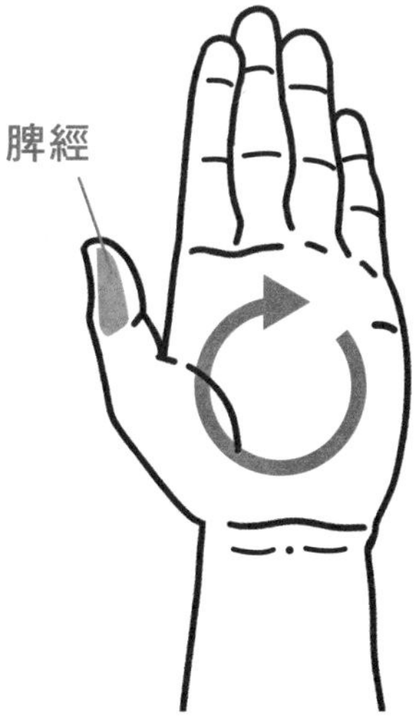

2.揉板門、摩腹各3分鐘。

•板門穴：用指端揉手掌大魚際平面（拇指下的手掌區域）100～300次。

3.按揉雙側足三里各150次。

•足三里穴：小腿前外側，外膝眼（犢鼻）下3寸，脛骨前緣外一橫指處。

4.捏脊，由下而上15～20次（加強脾俞、胃俞）。

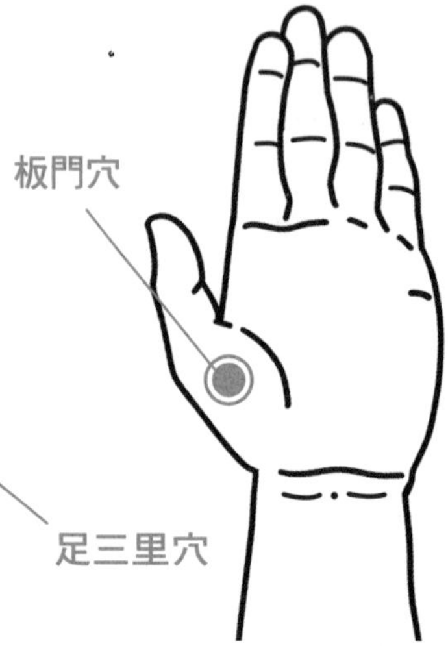

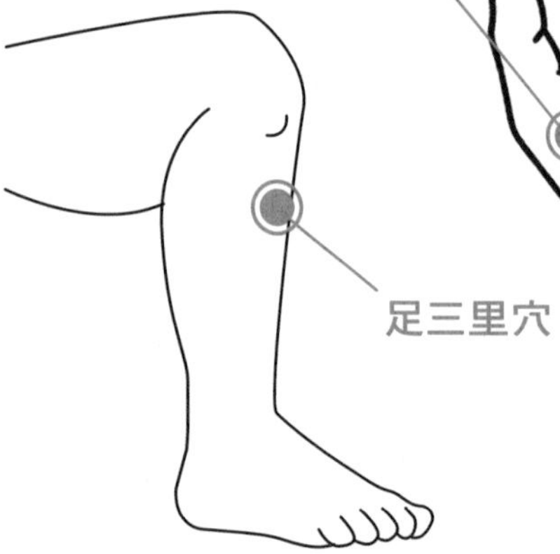

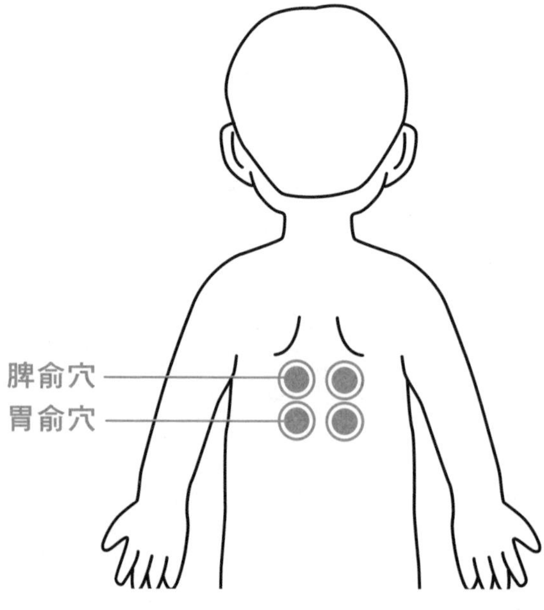

五、視力保健，多按摩合谷穴

眼睛痠澀時可按摩瞳子髎穴，迎風流淚可按摩攢竹穴，這些穴位也同樣適用於視力保健，但由於離眼睛太近，有些父母會擔心小孩自己按壓時，會不小心戳到眼睛，其實手上的合谷穴對於改善視力也有效。

◈保護孩子視力，善用萬能的合谷穴

很多醫師會教孩子們按摩眼睛周圍的穴位，但是小朋友在按摩的時候，力道容易掌握不均，甚至傷害到眼睛，因此我會建議兒童可以選擇手上的合谷穴來按摩，是最安全有效的方式。

合谷穴在中醫的應用真的是千變萬化，在中醫系求學期間，絕大多數人第一個練習針刺的穴位就是它。除了是十總穴的「面口合谷收」之外，更是止痛的首選大穴之一，也是眼科治療最常使用的穴位。此外，它亦是手陽明大腸經的原穴，是臟腑原氣經過和留止的部位，亦即大腸經本身的問題，也能應用此穴來做治療。更有論文研究顯示，合谷穴所在的第二掌骨，可仔細地分成好幾個區塊，對應到人體全身不同的問題，這都算是其變化性的應用。有人說合谷一穴治百病的道理就在於此。

▼3C產品氾濫，小心耗傷肝腎陰液

科技的進步，造就了人類的便利，但也在無形之中，讓許多文明病隨之而生，其中視力保健就是一大問題。和古人於大自然中生活的型態不同，我們眼睛現在的一天所見，就是圍繞在都市裡，取代了過去綠意盎然的視野，換成一棟棟聳立雲霄的大樓。少了漫步在自然界的時間，多了3C商品對眼睛的持續傷害。現代3C產品越來越多，很多小孩的配件是一支手機配一個平板，再加上一台switch，隨身再帶上筆電，各個裝備都負責不一樣的遊戲或是應用程式。一下要打怪、一下要聊天、還要貼文到IG，等等還趕著去抓寶，一整天下來比醫師還忙碌。

中醫有句話叫做「久視傷血」，是指人長時間用眼視物，不僅會雙眼疲勞，更容易耗傷人體的「肝陰血」。長此以往，便會耗傷腎陰，小小年紀肝腎陰就出問題，對於身體的傷害是很大的！**許多疾病在中醫的病因病機分析當中，都和肝腎陰脫不了關**

係，小至腰痠，大至免疫疾病或是生殖泌尿系統疾病，都可能有關連，因此肝腎的保養和重要性不言可喻。

當我們長時間看近物時，睫狀體處在收縮的狀態，容易造成假性近視；但若長期累積下來，就會讓眼球的前後徑變長，就是真性的軸性近視了。中醫在治療這些脫離不了3C的小孩們，目標就是放在假性近視，避免他們在小小年紀，就成為四眼田雞一族。

◈石斛茶可明目，更能顧筋骨

臨床上我最常使用的顧眼祕方，就是廣為人知的枸杞菊花茶。除了枸杞能快速滋養肝腎陰液之外，菊花本身就有清肝明目的效果，是許多眼科疾患的基本藥物組成。不過曾有一位媽媽跟我說，看了我之前的著作，便天天準備枸杞菊花茶給近視的小孩喝，結果小朋友連續喝了兩周就開始輕微的腹瀉，而且喝膩了不肯再喝，問我還有什麼法子？

我就推薦她讓小孩喝石斛茶。石斛屬於蘭科植物，用藥取其莖的部位，含水量十足，是中醫的一個養生祕寶，在中國有「仙草」的美譽。**石斛茶除了有不錯的明目功效之外，更是滋腎陰、潤喉、顧筋骨的重要藥物，**治眼名方「石斛夜光丸」便是由石斛和其他藥物所組成。而且石斛茶喝起來沒什麼味道，比較不怕小孩會有喝到膩的問題。

【石斛茶】

●材料：石斛3錢。

●做法：將石斛揀雜，洗淨，加足量水，煮沸後改用小火煨煮30分鐘。可以此茶代水喝。

▼多用護眼明目食材，做成美味沙拉

生活中的護眼食材其實也不少，包括藍莓、桑葚、葡萄、奇異果、胡蘿蔔、綠花椰菜、南瓜、蛋黃、番茄等等，我都會建議爸媽或是需要養護眼睛的患者可以自製護眼沙拉。只要將胡蘿蔔、綠花椰菜（或是其他深綠色蔬菜）、南瓜、番茄用熱水稍微燙過，搭配水煮蛋，最後撒上前述的水果，再淋上少許的優格沙拉醬，就是一道可以明目護眼，又兼顧美味、營養滿分的餐點了！

◇常用按摩調理

1.按摩眼周、頭面穴位5回：睛明、瞳子髎、攢竹、魚腰、絲竹空、承泣、球後、四白、陽白、迎香、風池。

2.按摩手部（合谷穴）及足部（光明穴、三陰交穴）穴位各30回也有效果。

常用穴位之取穴

- 合谷穴：拇指和食指併攏，其肌肉突起最高處為本穴。
- 光明穴：小腿外側，外踝尖上5寸（約7指距離的位置），於腓骨前約1.5公分左右。
- 三陰交穴：小腿內側，內踝尖上3寸（約4指距離的位置），脛骨內側緣後方凹陷處。

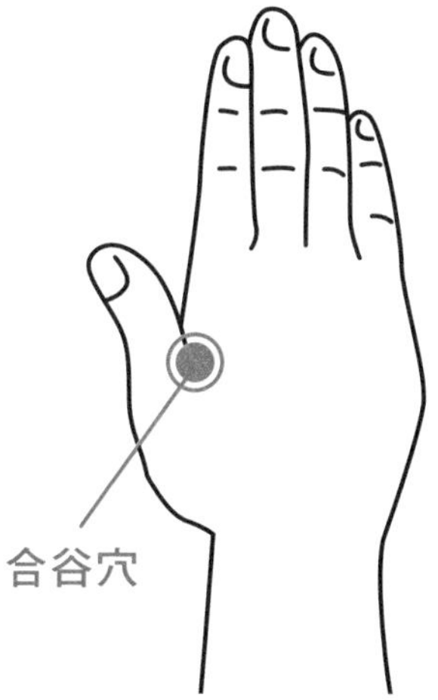

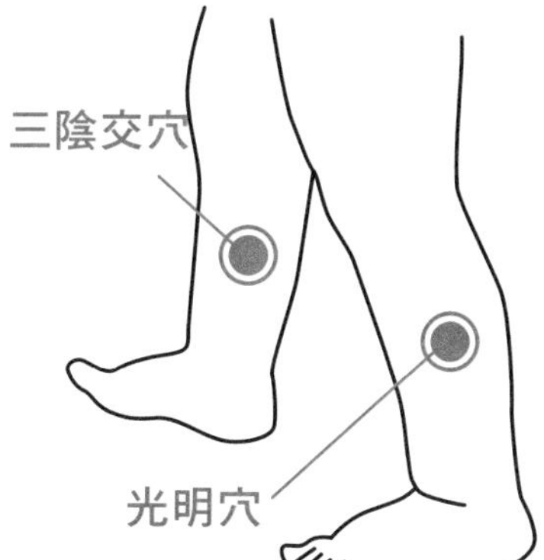

六、動不動一身「汗」，用玉屏風散解自汗

很多父母會覺得小孩流一身汗是好事，認為這樣可以排出身體毒素、代謝快，有益於身體健康。其實，這樣的觀念在中醫來看，並不是絕對正確。

◈陽加於陰，謂之「汗」

中醫把「汗」當作是一件重要的事情，在門診時，多半在問完怕不怕冷之後，緊接著就會問這個問題。許多民眾常常一頭霧水：「醫師，我明明是來看ＸＸＸ的，怎麼問我流汗的情形幹嘛？」這就得先從汗的生理機制說起。

《黃帝內經》裡面有一句話：「陽加於陰謂之汗。」這是什麼意思呢？簡單地說，汗水的生成需要具備兩個條件，一個是屬於陰的「津液」，可以想成人體的水分；一個是屬於陽的「氣」，可以想成是一種能量。

氣在此時可以做到兩件事情，一個是蒸化、一個是掌管毛孔的開闔。舉個例子，假設地上有一灘水，透過太陽的日曬蒸發成為水蒸氣；這個過程換成人體，水就好比「津液」，太陽的蒸發效果則類似人體的「氣」，水蒸氣即是「汗」。這是把中醫的複雜生理病理，用簡單的比喻來形容。

了解上述的機轉之後，再來看動不動就流汗這件事情，便有些蹊蹺了。中醫稱這樣的狀況叫做「自汗」，會發生自汗有兩種可能，一種是氣虛衰無力，掌管毛孔開闔的能力太弱；一種就是體內的熱太盛，可以想成太陽太大一直把水蒸發。這兩種狀況剛好相反，一個是虛證要補，一個是實證要瀉，臨床上需要中醫師仔細區分。

一般來說，實證熱盛可以看到舌頭很乾缺乏水分，患者也會口渴一直喝水卻解不了渴，脈多半有力，面色較紅；虛證的話則是面色較白，容易動不動感冒，一運動就很累氣喘吁吁，舌頭顏色比較淡甚至偏白，大便可能偏軟或是腹瀉。

◈免疫力UP的完美藥方：玉屏風散

我常遇到屬於虛性的自汗，絕大多數是反覆感冒造成的氣虛、免疫力差，衛氣的防護能力較弱，毛孔關不起來、汗水一直自己跑出來的類型。這種小朋友最適合吃玉屏風散，可以顯著的改善症狀，也會讓感冒的情形大幅度減少，提升免疫力。

玉屏風散由黃耆、防風、白朮三味藥物所組成，其中黃耆就是照護人體抗邪免疫力的關鍵藥物！其強化毛孔固攝的能力很好，也是臨床免疫力低下患者的首選用藥；而白朮則可以強化人體最重要的腸胃系統，越來越多的醫學證據支持，腸胃道是體內重要的免疫生成關鍵之一，而古人早就有這樣的智慧，許多健脾胃的方劑，從臨床的研究來看，就有增強免疫力的功能。

最巧妙的設計就是加入「防風」。防風乃一味祛風邪的藥物，常用於傷風感冒，一個虛證的患者，為何要服用治療外感的藥物呢？這些患者體內的免疫情形，多半處在「邊境無管制」的狀態，反覆的外感之後，免疫力差，外邪很容易趁著邊疆無人就長驅直入。如果只單用黃耆、白朮這些補益藥物，等於把殘破的城牆修好了，但是敵人卻還留在城內，因此一味防風加入後，讓整個處方能顧好邊境，同時又能將體內殘存的餘邪驅逐出去，可說是一個設計非常完美的方子。

◈穴位按摩加上撲粉方，療效更好

從穴位角度來看，補氣效果最好的穴位是足三里，如果再加上按壓同屬於陽明經的合谷穴會更有幫助。

另外介紹一個簡單的撲粉配方（痱子粉），其藥材組成本身，都有一些收斂的效果，幫助我們的津液斂在體內不外流，包含煅牡蠣、麻黃根這兩味藥物，此外再加上黃耆增強補氣效果，加入滑石粉，同時具有吸附和收斂作用，用在孩童身上就好像痱子粉一樣，小孩也不至於排斥。

痱子粉（治多汗）

- 材料：煅牡蠣3兩、麻黃根1.5兩、黃耆1.5兩、滑石粉1兩。
- 做法：1.將上述藥物磨成細粉，再加入滑石粉充分和勻，以絹袋盛裝備用。
  2.洗完澡擦乾身體後撲在身上，每日可數次。

七、容易「受驚嚇」，百合蓮子湯可安神

小孩在成長過程中，難免出現幾次受驚嚇的情形，或許是夜間突然醒來，情緒哭鬧、恐懼、急躁等，雙手不停的動，這些都是小孩受驚嚇的表現。如果孩子精氣神不足時，就會容易受到驚嚇。

◈喝符水收驚，真的有效嗎？

早年的社會，很多宮廟流行所謂的「符水收驚」，來治療各種奇怪症狀的病人。我想應該有很多民國五十～七十年代出生的人，在孩童時期都曾被爸媽抓去畫符、喝符水、喝香灰水這樣的記憶。在這裡姑且不論這些儀式是否真正有效，但從中醫的角

度而言，其實這裡面都暗藏了一些中藥的元素。

許多符都會用「硃砂」來畫，在道教世界中，硃砂被認為是天地純陽之氣所結而成，以其畫符能增強效果，然而硃砂其實就是一味不折不扣的中藥。它在《神農本草經》裡，有「養精神，安魂魄，益氣明目」的效果，本身具備非常好的安神鎮驚療效，因此從中醫理論來看，在喝硃砂畫的符水時，自然會有安神的效果存在。

但由於硃砂中含有硫化汞，若是使用不當，會有重金屬中毒的可能性，因此，台灣目前已經禁止使用這味藥物了。此外，宮廟裡面祭祀用香，早期多半是檀香或是沉香所製成，這兩種藥物也是珍貴的安神藥材，的確是具有降氣安神的效果。不過現代由於原藥材價格飛漲，加上人工添加了過多的化合物，目前宮廟使用的線香是不建議做成香灰水來喝的，會危害人體健康。

◈按壓神門穴，收服受驚嚇的孩童

曾經治療一位印象非常深刻的患者，他是一個小學三年級的男生，由媽媽帶來看診。媽媽說，他有一天放學回家，被一隻非常大的狗追著跑，一路狂哭求救，後來是鄰居發現了，才把狗趕走。自從那天之後，男童就常常容易受驚嚇，而且晚上都會驚醒，睡前吵著找爸媽，折騰了幾個月都沒有改善。

小孩症狀越來越嚴重，而且拒絕吃藥，更不能接受針灸。聽完敘述的當下，瞬間感到英雄無用武之地！就算手持尚方寶劍，但是不能拿來奮戰，這該如何是好？左思右想後，只好先拿起男孩的手，緩緩按壓他的神門穴。按了數分鐘後，他漸漸可以接受這樣的治療，再來才順著心經的方向，一路按壓到少海穴，另外又配合印堂穴和百會穴的輕度按壓。單純的按摩穴位可能效果不夠顯著，要搭配食療的百合蓮子湯來加強效果！

◈常用按摩調理

1. 揉印堂穴（兩眉頭連線的中點）100～200次。
2. 揉風池穴（耳後頭枕骨下，髮際內兩側的凹陷處）100～200次。
3. 清心經（心經位於中指掌面，清心經是由手指根往指尖直推）100～200次。
4. 揉小天心（小天心穴位於手掌掌根中心，大小魚際肌交界凹陷處）100～200次。

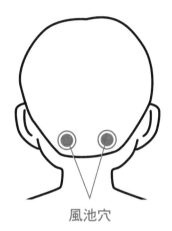

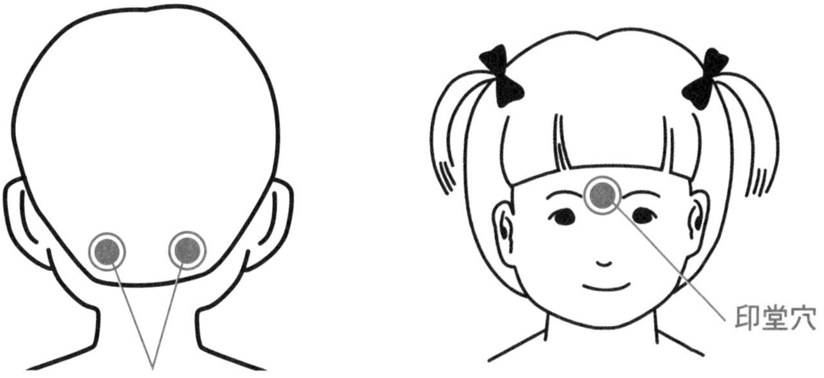
風池穴
印堂穴

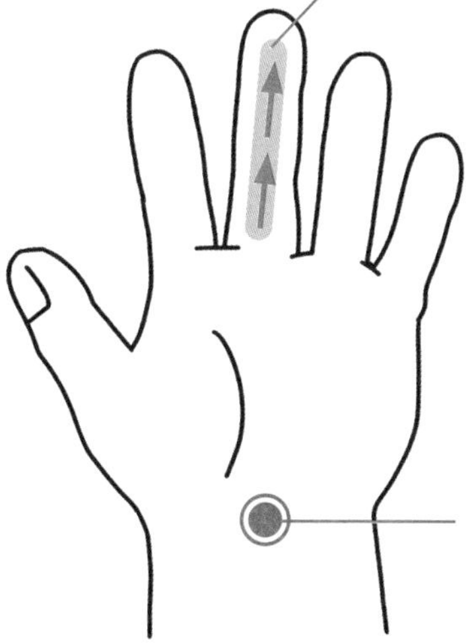
心經
小天心

◈百合蓮子湯，可安心神

百合蓮子湯是一個眾所皆知的食療方，也是很多台灣人家裡面會煮給孩子喝的甜品，對於失眠、憂鬱、受驚嚇都有一定程度的幫助，裡面的百合和蓮子，皆具備清心安神的功能。從中醫角度來看，臟腑的「心」和西醫的心臟不完全相同，更包含了「腦」的功能在裡頭，因此這樣的情緒疾病，不管是受到驚嚇或是失眠、憂鬱、躁鬱等等，中醫常常都要從心這個臟腑出發。

但是要注意蓮子心很苦，最好要去心再使用。另外，桂圓和紅棗也是滋養心血和安神的好藥物，基本上全方都是食補的藥材，十分安全，也不用擔心孩童吃多有什麼副作用。更重要的是，這道甜品好吃又容易入口，這也是為什麼兒科患者對這道佳餚百吃不厭的原因了。

在兒科這類型的患者當中，父母的陪伴也很關鍵，因為這樣的小孩多數容易缺乏安全感，需要父母更多的互動、理解、關懷，才能更順利的解決問題。

【百合蓮子湯】

●材料：鮮百合2粒、鮮蓮子4兩、桂圓1兩、白木耳6錢、大棗6～8粒、冰糖少許。

●做法：1.白木耳泡水後，撕小塊汆燙備用。

2.鮮百合去蒂後，一瓣一瓣剝下洗淨。

3.鮮蓮子洗淨後加入所有藥材，以小火煮30分鐘，再加入鮮百合及冰糖煮至糖融化即可。

八、改善「小兒夜尿」，從心腎入手

小兒夜尿這個問題，對家長來說應該是家常便飯，主要是使用腎俞穴來治療。中醫認為，小兒夜尿和臟腑的功能發育不全有關，尤其首當其衝的臟腑就是膀胱。

◈治療夜尿，須同時補心腎

中醫的理論中，腎和膀胱相表裡，而中醫又認為腎「主骨生髓充腦」，和腦部的發育有關。也因此，治療夜尿最常想到的就是補腎，但是隨著我近幾年來的觀察，單純補腎有時候無法發揮非常好的效果，需要從心腎一起處理，才能解決尿床這個棘手的問題。

中醫以五行「木火土金水」的觀念，來解釋對照五臟之間的關係，而位居上方的首要臟腑，可說是人體最重要的馬達，就是屬火的心；而位居下方，代表人體第二個重要馬達的，就是屬水的腎。

心腎之間在正常的情形之下，是呈現平衡關係，既有互相幫助也是互相制衡。如果其中一個出了問題，就很容易破壞這樣的平衡，最常見的狀況就是心火太旺，腎水又不足，好比燒一鍋水，水乾了火卻越來越大。這把火在體內，容易讓小孩產生多夢、口乾、心悸心煩、舌紅苔少、脈細數的情況，此時單純的補腎無法解決問題，還需要配合安定心神的藥物，才能讓麻煩迎刃而解。

▼小孩尿床，壓力是主因

我曾經長期治療一位尿床的小女孩，本來經過服用補腎藥物搭配針灸治療一陣子，效果很不錯，但是她上了小三後症狀卻突然加重，後來仔細詢問才知道，小女孩的壓力很大，除了學鋼琴，還要補英文、數學、作文。父母希望好好培養孩子，但每日如此令人喘不過氣的行程，讓小女孩本來就控制尚可的尿床，變得一發不可收拾。

面對這樣的問題，我轉換了思考方向，改從心腎調理切入，使用桑螵蛸散搭配清心火的淡竹葉、麥門冬治療，重要的是和她的父母溝通，請他們別讓孩子的童年充滿太大的壓力，後來這個案例就獲得了很好的療效。

在我以前治療兒科夜尿患者的經驗當中，使用到桑螵蛸散搭配清心火藥物的時機並不多。桑螵蛸散大部分用在成年人夜尿的情形，由於成年人壓力大、心事繁重，心神耗傷，加上熬夜晚睡耗傷腎陰，使腎水不升，就會需要此方裡面的龍骨、人參、茯神、當歸來安養心神、補益氣血，遠志和石菖蒲交通心腎，就像國道警察一樣，讓原本心腎間失序的道路交通恢復順利運作，桑螵蛸則能達到補腎效果。

近年來因為社會的教學氛圍不同，小孩都不能輸在起跑點，本該快樂遊玩的童年，變成了無限的補習和學才藝，自然也會出現心腎不交的狀況。

▼多用鼓勵代替責備，減輕孩子壓力

在穴位的部分，可以使用腎俞穴來治療，但平時的生活習慣上，需要額外注意幾點。首先，水分攝取的分配十分重要！理想的狀況，是在一天中午以前（十二點前）和下午以前（五點前），各需要正常水分攝取量的40％，意即下午五點至睡前，需要控制孩童的水分攝取占全日的20％，藉此降低尿床機會。此外，一開始可以配合設置鬧鐘，固定一個睡眠時間後將孩童叫醒，教她去廁所，待治療改善後再逐漸取消鬧鐘設置。

最後一點則是行為療法，可以將沒有尿床的日期，記錄在日曆上適時獎勵孩童，從心理上的鼓勵出發，也會讓小孩更積極面對這樣的問題喔！

◈常用按摩調理

1. 按摩腹部中極穴、氣海穴、關元穴各3分鐘。
2. 按摩下肢三陰交、足三里各5分鐘。
3. 捏脊10回，按摩背部腎俞穴3分鐘。

• 腎俞穴：位於腰部第二腰椎棘突下（命門）旁開1.5寸處，若不知道第二腰椎為何處，可用和「肚臍眼」齊平的脊椎處即為第二腰椎。

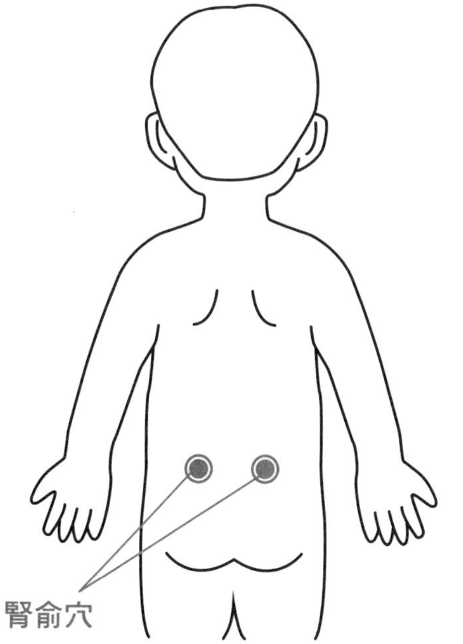

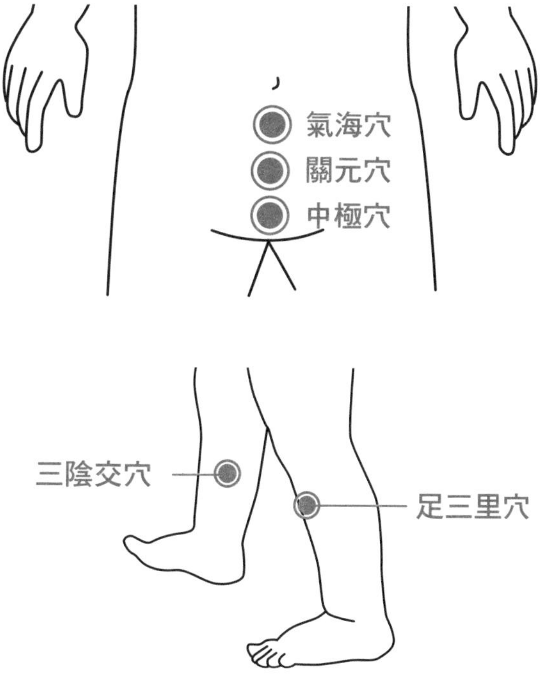

九、「小兒過動症」，乃陽亢體質居多

若小孩過動、情緒躁進，就要儘量避免食用易傷陰以及會造成體內大火的食物。包含高熱量、油炸物和甜食，像是巧克力、炸雞、薯條、餅乾、蛋糕等都要少碰少吃，能不吃就最好不吃。

◈中醫治療過動症，從陽亢切入

「我的孩子沒辦法專心，寫功課都喜歡東摸西摸坐不住。」

「我的孩子總是精力充沛，根本沒有靜下來的時候。」

「老師時常抱怨我的孩子上課時間跑來跑去，老是左顧右盼，非常調皮。」

這些都是家長們談論自己小孩的苦水，也是我們要討論的主題。注意力不足過動症（Attention Deficit Hyperactivity Disorder）簡稱 ADHD，各國約有 5～10％的兒童和青少年罹患此症，即是所謂的「過動症」，一般又俗稱為「過動兒」。

主要的問題表現在三個層面：注意力不易集中、行為衝動、活動量過多。治療ADHD可包含幾個方向，即藥物治療、認知行為治療和行為管理。常用的西藥，主要是中樞神經活化劑或「選擇性正腎上腺素回收抑制劑」，多數兒童及青少年在治療後，可以提升注意力並減少過動行為。但仍有少數可能出現頭痛、噁心嘔吐或者食慾減退的情形，也有部分患者並沒有得到預期的效果，便轉而尋求中醫藥的協助。

治療過動症，必須從症狀上去切入，不易靜下來、坐不住、無法專心，在中醫都是屬於一種陽亢的現象。所謂的「陽亢」，是一種廣義的詞意，並沒有表示哪一種臟腑出了問題，而是需要中醫師隨著每個患者的不同，來抽絲剝繭調查。如果是「肝陽上亢」，可能會有手足抽動、眠差、癲癇、半夜磨牙等情形；若為「心火上炎」，則可能會有舌紅、手腳心流汗等等；假使屬於「胃火上炎」，那就會是口乾、多汗、便祕、身體煩熱等等。隨著這些症狀，陽亢的臟腑不同，給出的相應治療就不相同。

▼養陰和滅火，一體兩面

「陽亢」除了直接滅了亢進的火之外，也能藉由補水，來讓身體達到平衡，這就是中醫「養陰」的概念。一般直接滅火的效果較迅速，但無法久用，補水的效果較緩慢，但療效是長期的，臨床可以互相搭配使用。在平常的飲食方面，要如何避免這個水不足而陽亢的情形呢？就是要儘量避免傷陰和會造成體內大火的食物。包含高熱量、油炸物和甜食，像是巧克力、炸雞、薯條、餅乾、蛋糕等都要少碰少吃，最好不吃。

◈針對過動症，可多按壓安神定志的神庭穴

針對過動症這種較為複雜且治療漫長的疾病，很難有什麼特定的單一穴位，能夠處理這樣棘手的問題。臨床上我會使用頭皮針，搭配身體的俞穴以及藥物來一起使用。可以嘗試按摩脾經的三陰交穴、肝經的太衝穴，以及頭面的神庭穴。

太衝穴是處理亢進的一個重要穴位，三陰交穴則是滋陰的要穴，而神庭穴乃安神和提高專注力非常好用的一個穴道，可說是這組的主穴也不為過。

神庭穴屬於督脈，對神志和情緒的治療，是有其妙用之處的，很適合處理這群躁動不安的小孩。在藥物的使用上，包含六味地黃丸、一貫煎、竹葉石膏湯、天麻鉤藤飲、天王補心丹都是可應用的方劑。

常用穴位之取穴

- 神庭穴：位於頭部，當前髮際正中直上0.5寸。
- 三陰交穴：小腿內側，足內踝尖上方3寸，脛骨內緣處。
- 太衝穴：足大拇趾以及第二趾之間的縫隙，沿著縫隙往上至兩根趾骨之間，繼續推到推不動的地方，即是太衝穴。

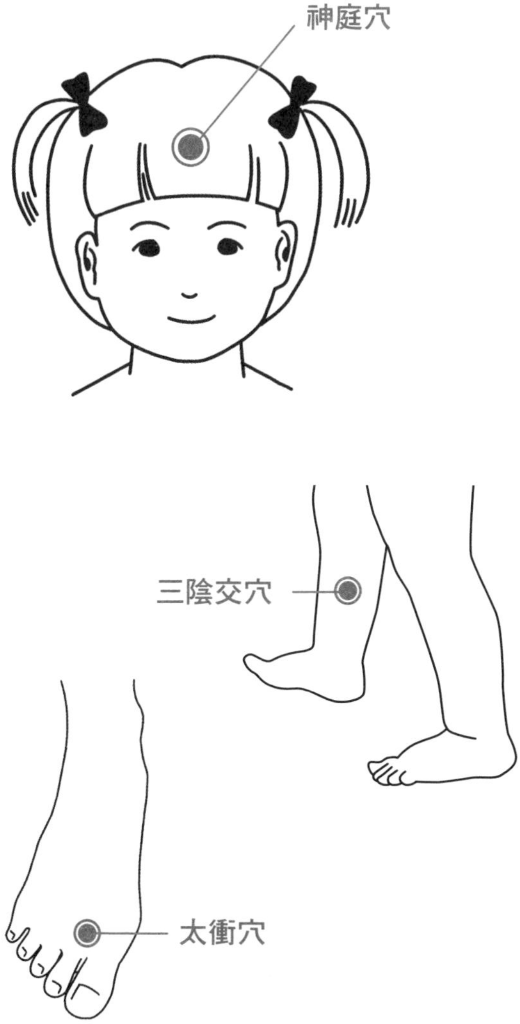

天下的媽媽都是一樣的

小學五年級的董妹妹，因為性早熟和過動的問題，於我的門診規律追蹤及治療，經過近半年的調理，骨齡不再像之前超前許多，和實際年齡越來越符合，一些口臭、便祕、痘痘的小問題也有不錯的改善。

唯獨還是很好動，每次在門診都嘰哩呱啦的講不停，媽媽總是在旁一直提醒：「好了，現在在把脈，閉嘴！」我詢問有沒有運動，有沒有早點睡？妹妹機靈的說：「有啦有啦！」深怕藥會再加重或變苦似的。

媽媽在旁答腔：「你亂講，叫你運動都不動，現在暑假每天都拖到十一、二點還不睡。」我笑笑，再一次花時間好言相勸小女孩，要長高，光靠醫生的治療還不夠，自己也要努力運動和保有充足的睡眠。

某次門診看完妹妹後，媽媽說：「孫醫師，不好意思，今天我和我媽媽都有掛號，可以一起看嗎？」我回答：「當然，就一起看吧。」在問診時，外婆也不斷插嘴說：「孫大夫，我女兒就是吃太多外食和冰的，才會這樣那樣啦！」外婆和媽媽都是痠痛的問題，所以我幫她們針灸治療。

在幫媽媽針灸時，我笑著問她：「媽媽也很愛管你齁！」她尷尬地笑一笑沒有答腔。倒是我話講出口後有點後悔，擔心失禮了，但也深刻體悟「天下的媽媽都是一樣的」這一句話。

我們都知道什麼好什麼不好，所以在子女吃得不健康，很晚睡或不運動時，總是希望規勸對方。但人都怕嘮叨，所以在長輩諄諄教誨時，總想躲得遠遠的，一方面知道長輩為我們好，一方面又有人的惰性使然，真是矛盾。

「養兒方知父母恩」，在每次教育孩子的時候，建議先想一想，我們有沒有說一套做一套，在父母教導我們時，是否能虛心受教。孩子很聰明，大人的一言一行都會看在眼裡，光說不練，通常很難讓孩子服氣，這是每個大人都要不斷學習的課題啊。

十、天氣熱就長痱子？需注意外治

小寶寶汗腺的功能還未發育完全，排汗的作用較差，而父母又總是擔心寶寶著涼，讓他穿太多的衣服，結果汗一多，排汗又不佳，長痱子的情形就更容易發生。

◈汗疹，善用中醫就能妥善治療

每到了炎炎夏日，小寶寶身上就容易長痱子。皮膚的汗管出口如果阻塞，造成汗液沒有辦法正常排泄，而累積在表皮和真皮組織時，就會冒出一顆顆紅色的小痱子。「痱子」不是一個醫學的專有名詞，正式名稱應為「汗疹」。這並不是小寶寶的專利，包含幼童和青少年，在高溫及高濕度的居住環境，或是長時間穿著悶不透氣的衣服，甚至是激烈運動，都有可能冒出汗疹。

中醫在治療皮膚的問題時，發現許多和濕與熱相關，所謂的「濕與熱為病」，就是體內的濕和熱邪，沒辦法順利經由正常的管道排出體外，於是濕熱便反應在我們的皮膚。臨床的治療，最重要的心法就是掌握「濕熱」這個大原則，大概一半以上的皮膚疾患都能迎刃而解。

要改善痱子的問題，通常都是開立一些化濕配合清熱解毒的方劑，療效都是很迅速的。舉凡消風散搭配五味消毒飲，或是荊防敗毒散加上藿香、香薷等，都是不錯的治療組合。不過，偶爾也會有踢到鐵板的時候，曾經治療一個小朋友，說什麼都不肯吃藥，這些清濕熱的方劑都不能派上用場怎麼辦？中醫既然強調內外合治，在外治法上面，中藥的痱子粉此時就能大展神威。

◈中藥痱子粉，孩子的接受度高

使用中藥痱子粉來改善孩子症狀，最簡單的就是用前述章節自汗專用的撲粉方來外擦，但注意，必須去掉黃耆才可以使用。煅牡蠣和滑石都有吸附水分的效果，麻黃根也有止汗的功能，滑石還有些微清熱利濕的功效，擦上去自然會有涼涼乾爽的感覺，很適合在汗疹的狀況使用。

痱子粉（治汗疹）

- 材料：煅牡蠣3兩、麻黃根1.5兩。
- 做法：1.將上述藥物磨成細粉，再加入滑石粉30克充分和勻，以絹袋盛裝備用。
  2.洗淨擦乾後撲身，每日可數次。

中醫兒科一點通

日常生活須注意以下幾點

1. 切勿穿太緊身或是過多的衣物。
2. 保持皮膚乾爽和降溫，例如室內開空調，洗澡後可擦保濕的護膚品。
3. 減少在熱天活動的時間。
4. 多補充水分，維持身體的基本代謝恆定。
5. 飲食需要特別注意，尤其是徒增濕熱的燒烤炸辣類食物，在患病期間切記少吃。

◈用「綠豆薏仁湯」來清濕熱

既然是清濕熱，那在腸病毒篇章所提到的綠豆薏仁湯，能不能發揮作用呢？當然可以！綠豆薏仁湯清濕熱的效果顯著，而且也是老少咸宜的一道美味甜品呢！

十一、甩掉「肥胖」，貼耳穴讓你事半功倍

兒童肥胖是國人亟需積極去面對的一個問題。隨著經濟高度發展、營養狀況的改善，還有飲食逐漸西化的影響，兒童肥胖的情形可說是越來越普遍。

◈若要小兒安，三分饑與寒

成人肥胖可能和糖尿病、心血管疾病、內分泌失調有關，但其實不只是成人，這是不分年齡的，就算是小孩，肥胖也可能提高他們得到這些疾病的機率，甚至會影響到孩童的社交學習和心理成長。古書中流傳著一句名言，「若要小兒安，常存三分饑

與寒」，就是提醒照顧者，有一種餓叫「爸媽覺得你還餓」。

治療肥胖，中醫大部分從氣虛、痰濕、瘀阻這幾個為主要的思考方向，也因此在處理水分運作的脾和腎，是非常重要的兩個元素。現今台灣各大中醫診所，大概都還會加上所謂的「埋線」治療。

埋線簡單來講，就是利用羊腸線等特殊的線材，藉由針具將其推入人體的特定穴位，來達到刺激穴位的效果。有別於一般針灸留針約為15～30分鐘，埋線具有持續24小時刺激的作用，對於局部的身材雕塑效果是不錯的，可以想像成是「加強版的針灸」。臨床上多半會選用耳穴的饑點、渴點，搭配脾胃經的足三里穴、豐隆穴、陰陵泉穴、天樞穴、外陵穴，還有腎經的太谿穴等，都能有治療的功效。

▼耳穴，與人體息息相關

要講耳穴的饑點、渴點之前，必須先介紹一下什麼是耳穴。耳朵和經脈的關連，在《黃帝內經》就已經提到，包含小腸經、三焦經、膽經的循行，都和耳有關，但真正讓耳穴發揚光大的人，是一位法國的Paul Nogier醫師。他提到耳朵和人體的內臟器官有著密切的關係，甚至進一步提出「胚胎倒影」的耳穴圖，耳朵的每個部位，都相對應到人體的某個部分。

由於耳朵的面積較小，並不容易做特定穴位的按壓，一般治療時會使用王不留行籽或是耳針貼敷在穴位上，此時再請患者按壓，效果會比較顯著。耳穴的優點包含了：

1. 適應症廣：由於整個胚胎倒影都涵蓋在耳穴的範疇，可說是全身上下的問題都有相應的穴位可以選擇，因此許多疾病都能選用耳穴搭配治療。

2. 簡便效廉：比起針灸開藥，耳穴更有居家保養的功效，只要有王不留行籽或是磁穴貼，也可以在家裡自己應用，既方便又便宜。

3. 副作用少：臨床上使用耳穴副作用少，特別要注意的是，若是用耳針貼敷穴位，需要考慮感染的風險。若局部有濕疹、潰瘍、凍瘡破爛的情形，都不適合貼敷；一般耳穴貼敷2～3天就要移除，以避免感染問題發生。

饑點、渴點顧名思義，有減少饑餓感和抑制食慾的作用，也能降低口渴的感覺，是肥胖治療很常應用的穴位。當然不只是肥胖，部分成癮性的疾病例如菸癮，戒菸時常常會遇到體重增加的問題，也會用到這組穴位。

當然這些都只是輔助的治療方式，孩童肥胖的問題，最重要的是父母得一起協助改善小孩的飲食方式，並且鼓勵他們去運動。臨床上的觀察，打罵方式的強迫手法，效果並不會特別好，反而是父母帶動的方式，如一起運動、一起多吃蔬菜水果，鼓勵小孩多去戶外，往往能獲得較滿意的療效，同時也能增進家庭之間的情感。

◈常用按摩調理

1. 常用經絡：脾經、胃經、大腸經。
2. 常用穴位：板門、曲池、中脘、關元、天樞、大橫、滑肉門、公孫、陰陵泉、足三里、豐隆、梁丘、上巨虛。
3. 常用耳穴：饑點和渴點

- 饑點：位於耳垂上方、耳屏前面中點。
- 渴點：位於饑點略上方。

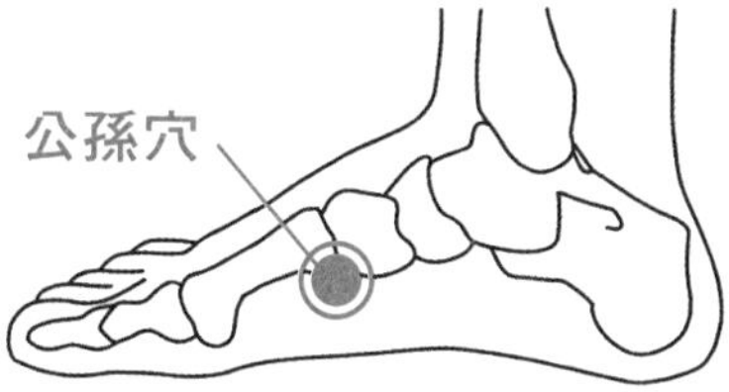

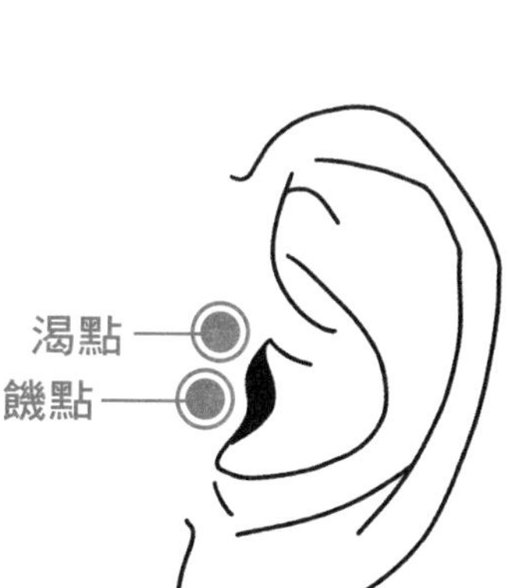

十二、轉大人祕方，孩子到底什麼時候「轉骨」？

轉大人、轉骨等，都是父母很在乎的小孩問題。有些是在乎身高，有些著重於發育。男女不同，中醫用於轉大人、轉骨方通常會略有差異，還是要經過專業中醫師看診後才能對症下藥唷。

◈轉骨，要從中醫的「脾、腎」著手

我還記得小時候，偶爾會因為一些運動傷害或是腸胃疾病，被抓去看家裡附近的中醫，那時候曾遇過一個小男孩，同樣也被抓去看診，他的父母就和醫師說想要「轉骨」？當時聽到這個名詞，也不知道是什麼意思，只見那個醫師問了幾個問題，摸了一下男孩的手，就和家長說：「這個轉骨的時間還沒到，半年後再來看看。」就讓男孩回去了。兒時的我心裡想著：「奇怪了，有什麼治療是不能馬上進行的，還需要等一段時間？中醫怎麼這麼特別呢？」這樣的疑問，直到成為了中醫師，才漸漸搞懂箇中的緣由。

所謂的長高轉骨，最重要的兩個系統就是「脾」和「腎」。從中醫的理論來理解，腎有貯藏精氣的作用，又稱為腎藏精。腎精是生命之根，乃人體生長發育和各種功能活動的物質基礎，也是一切精力的來源。而中醫認為腎主骨生髓，其意義在於腎精有促進骨骼生長、發育、修復的作用。

脾就是現代醫學的「消化系統」，所有的中藥要發揮功效，絕對都要通過腸胃這一關，所以轉骨不能單純只顧腎，好的消化吸收能力，才有辦法將營養供應到全身，也才能點燃體內的生長推進器，順利的長高。

我在前一本著作中，有提到「湧泉穴」對於長高的重要性，但是因為針刺時很痛，會讓不少小孩望之卻步，因此取代的方式包含了跳繩、或選擇各式需要跳躍的球類運動、或是後面篇章會提到的雷射針灸，都能避免針刺疼痛的副作用；而這邊主要談的，則是所謂轉骨方的使用。從中醫來看，轉骨方需要根據不同的體質去設計，最簡單的粗分方式是只分男女，細分的話還可以根據脾腎的側重程度不同，來給予不一樣的處方調理。

所謂男女不同，雖然都要注重補脾腎，但是男生偏重在補腎陽和補氣，女生則多一些在補腎陰及補血，因為女孩子有調整生理周期及胸部發育的問題要處理，因此治療上需要更多補血調經的藥物，好比女貞子、何首烏、麥門冬等，就容易出現在女生的轉骨方中。再進一步去區分，腸胃功能較差的孩子，可以加強健脾益氣的藥物（例如黨參、白朮、黃耆、蓮子等），而想增加補腎效果者，則可使用山茱萸、熟地、山藥、枸杞等藥物。

除了補脾腎之外，長高其實也很強調通經活血！前者是讓營養吸收供應正常，後者的要點則在於把藥物送到全身；坊間很多轉骨方，會加入通經絡的川七、桂枝、九層塔頭、牛膝、川芎等等，無非就是讓體內的經絡能夠暢通無阻。而現在的小孩，有升學考試壓力大的問題，要多顧慮到疏肝的部分，舉凡是柴胡、香附、鬱金也要搭配使用，這樣一來，補脾腎和疏肝活血各層面都有照顧到，整個轉骨方就很完善了。

▼掌握轉骨好時機

談完轉骨方之後，接下來就是服用藥物的時機。轉骨的時機不能太早也不能太晚，要「剛剛好」！一般來說，女生大概是10～14歲這個階段，男生會晚一些些，大概12～16歲左右。通常在第二性徵開始發育之前，轉骨方是不建議使用補腎藥物的，這時候過度補腎反而會揠苗助長，可能讓孩子長不高；此階段應該以補益脾腎為主要的方向，我們日常喝的四神湯，就有這樣的效果。在第二性徵開始發育之後，就要加入補腎和活血的藥物，去增強轉骨的療效。此外，搭配照X光來判斷生長板的癒合程度，也是很重要的一環喔。

市面上許多轉骨方都含有補腎成分，但並非所有小孩都適合補腎，除了第二性徵之外，還要看個別體質的不同加減，以下列舉幾種，以補脾腎和活血通經為主的常用食療方。

▼（一）、以補氣增強腸胃吸收功能為主

【四神湯】

- 材料：山藥、茯苓、芡實、蓮子各20克（皆為1：1）、豬肚或豬腸半斤。
- 做法：將豬肚或豬腸洗淨，以沸水燙過去血水。藥材與食材一起放入電鍋中燉煮，起鍋前可酌加米酒少許，並予以調味。

▼（二）、以活血化瘀通經絡為主

九層塔頭燉雞

● 材料：九層塔頭2兩、川七2錢、當歸3錢、土雞半隻、鹽少許。

● 做法：1.把土雞切塊，以沸水將土雞塊燙過去掉血水和雜質，洗淨後備用。
2.九層塔頭浸泡在水中約10∫15分鐘，洗淨表皮上的汙泥。
3.在鍋中加四碗清水煮滾後，將九層塔頭、川七、當歸放入煮約20分鐘，再加三碗清水，並把土雞塊倒入鍋內，待沸騰後改中小火煮20分鐘，撈起九層塔頭即可食用。

狗尾草雞

● 材料：狗尾草5兩、枸杞3錢、紅棗3錢、半隻雞（可替換為排骨）。

● 做法：1.將狗尾草洗淨，雞肉切塊汆燙去除血水備用。

2.兩者一起放入鍋內，加進適量的水，待燉煮熟後，再添加枸杞和紅棗。
3.可加鹽和米酒些許調味。

▼除了轉骨方之外，日常生活也很重要

許多父母都會擔心孩子的身高能不能馬上達到目標，所以在轉骨方和針灸之外，我都會再囑咐一些功課給孩子，讓家長做好監督的角色。前面有提到運動的重要性，任何能刺激腳底板湧泉穴的運動都有幫助，所以包含打籃球、打羽球、打網球、打排球、踢足球、跳繩等等都可以。另外就是要吃的均衡，加上充足的睡眠，睡眠尤其會影響生長激素的分泌，儘量在10點左右就寢，不要通宵打電玩，其實就是很好的「轉骨祕方」了。

▼除了湧泉穴，還能按摩哪些穴位？

穴位按摩基本上強調的就是補氣血，因此除了腎經的湧泉穴之外，還可以加入補脾胃的足三里穴和補血養陰的三陰交穴，如此一來脾胃兼顧，比單獨按摩湧泉更加有效。

◈常用按摩調理

1.手部：補脾經1000次→補腎經1000次→掐十王20次→捻十指十趾各30次→按揉（雙）增高穴各500次。

2.四肢：搖四肢關節各30次。

3.背部：捏脊5遍。

常用穴位之取穴

1.十王穴：十指背側指甲根正中的稍後方。

2.增高穴：二馬穴（即中渚穴）。手背第4~5掌骨間，掌指關節後方凹陷處。

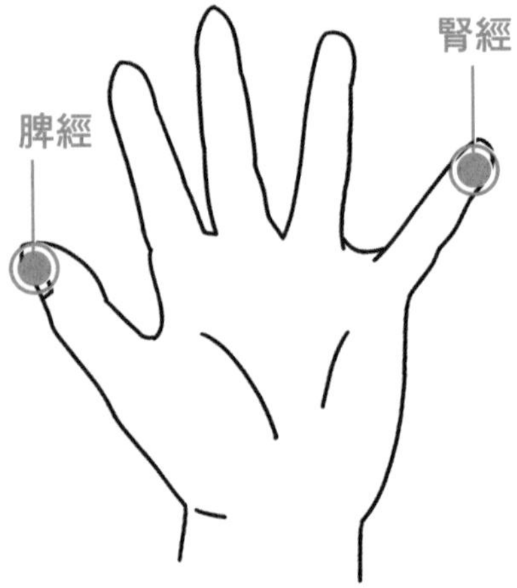

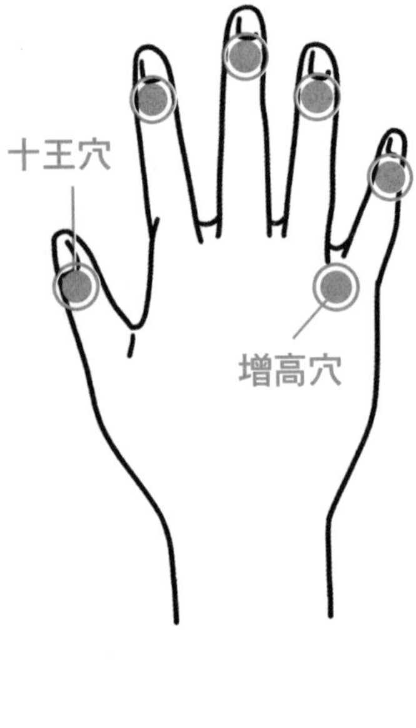

十三、「腦性麻痺患者」，可用小兒捏脊法

腦麻發生的原因眾多，包含妊娠時先天腦部發育不良、藥物中毒、子宮功能異常、放射線照射；生產時難產、早產、缺氧；出生早期感染、發燒、受傷等等，都可能造成腦性麻痺。

◈腦性麻痺目前無法根治

腦性麻痺（Cerebral Palsy）簡稱 CP，是以肢體運動功能障礙為主的多重性障礙，為一種非進行性的腦部病變，多半是大腦在發育未成熟之前，因各種原因造成部分腦細胞傷害或病變所引起的疾病。除了影響到動作之外，也會有合併影響視覺、聽覺、

智能學習發展和語言溝通等問題。腦麻患者典型表現是肢體痙攣、運動障礙、肌肉無力、共濟失調和僵硬等。主要衍生的相關功能障礙，包含智能不足、癲癇、心理障礙、語言障礙、視力聽力異常、知覺障礙等，可說是一個非常難治療的疾病。

首先要和大家講一個重要的觀念，目前世界各國在治療腦麻方面，並沒有一個單一有效的治療方式，多半採用綜合療法，讓患者在生理上，獲得一定程度的改善，包括復健的物理治療和職能治療、語言治療以及輔具使用等。其他還有身心科、骨科、耳鼻喉科和眼科的治療。

目前部分的文獻回顧研究發現，針灸配合常規西醫療法，對於腦麻患者的日常生活功能進展，比單純西醫療法更好，但是以目前的醫學來說，腦麻是無法被治癒的疾病！但經由細心的照護和積極的治療，患童的症狀是可以適度改善的。

我常覺得腦麻患童的父母，是一群非常偉大的家長，除了平日的悉心照料之外，這些父母往往是不畏風雨，帶小孩來診間接受針灸治療。而當小孩稍有進展時，他們那種洋溢在臉上的喜悅心情，是我認為最美的一幅畫面。

臨床上，我常使用針藥並行的方式治療腦麻患者，並沒有單一穴位，可以處理這樣困難的疾病。一般最常選用的方法，就是頭皮針了，包含百會、智三針（神庭穴、左右兩個本神穴）以及顳三針、上下肢的運動區及感覺區等等，都是會選擇搭配在治療的穴位組合裡面。

而方劑就更為廣泛了，舉凡天麻鉤藤飲、柴胡系列方劑、地黃丸系列方劑、健脾胃的四五六七（四君子湯、五味異功散、六君子湯、七味白朮散）等組合，都可能使用。所以若真要選擇某個方劑或是某個穴位介紹，並非容易的事情。我最常交代家長回去執行的功課，就是幫孩童做捏脊按摩。

◈小兒捏脊，有效又舒服

所謂的「捏脊法」，最早是記載在葛洪的《肘後備急方・卷一》裡，距今已有一千多

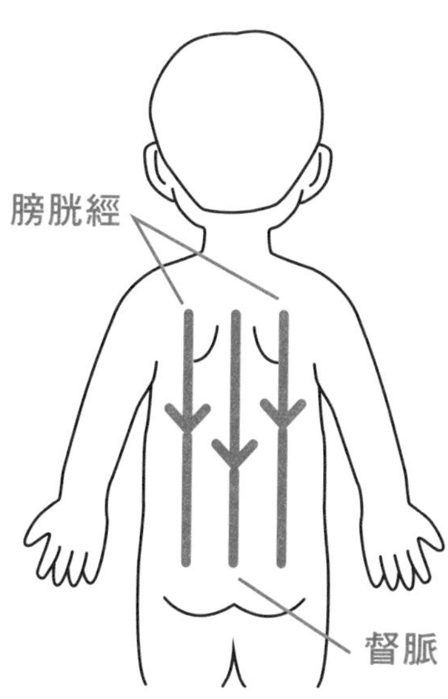

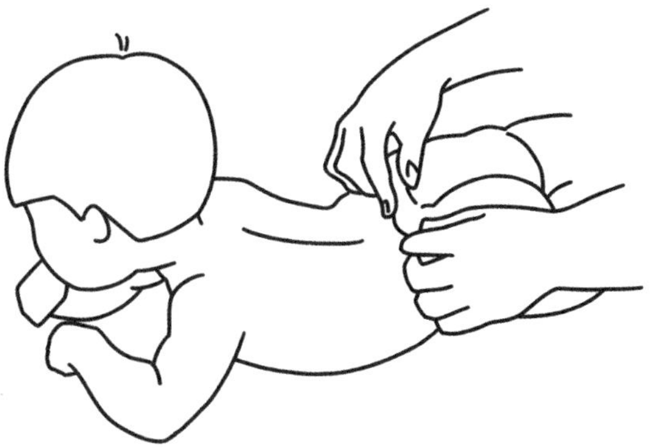

年的歷史。裡面寫了：「使病人伏臥，……拈取其脊骨皮，深取痛行之，從龜尾至頂乃止，未愈更為之。」後世則將此捏脊法在小兒推拿廣泛運用，如今多稱為「小兒捏脊」。

小兒捏脊主要能刺激整個循行在背部的膀胱經和督脈，包含了五臟六腑的俞穴，這和我在前一本著作提到的交感神經幹的概念是一致的。藉由刺激這些穴位，可以達到調理五臟平和的效果。基本上就是拇指在下、食指中指在上，從尾椎開始，一路將脊椎上的皮肉捏起。在捏往肩頸部的過程中，注意拇指不可離開背部，藉由食指中指向上移動，到肩頸部時再滑下來從尾椎重新開始。

小兒捏脊除了按摩經絡達到保健效果之外，還有更重要的是增進親子的情感，按摩過程中小孩多半是非常享受的，有些怕癢的孩子還會開心的嬉鬧，對於他們來說也算一項休閒活動，注意力道不可過大，以適中為度。

一位父代母職的爸爸

祐祐有發展遲緩的問題，第一次來到我的門診，照慣例從出生史、生長發育史、疫苗史一一詢問，如果有在同一家醫院的西醫求診過，通常相關的病歷都會記載，可以省去不少時間。

初診是爸爸帶著他來，祐祐幼稚園大班，但發展卻明顯慢了幾年，說話咿咿呀呀不太清楚，也不太能控制自己，頻頻想要離開診療椅。爸爸說自己經營一家小工廠，早出晚歸，祐祐上下學外的時間，都是阿公阿嬤幫忙帶。

我看到西醫病歷上，寫媽媽在幾年前因乳癌過世，又看到爸爸憔悴的臉龐，一股憐憫湧上心頭，便和爸爸講解治療計畫，也建議他帶小朋友持續接受早期療育的復健，把握發育及治療的黃金期。

或許家裡經濟不虞匱乏，但單親家庭的辛苦，通常外人難以理解，如果支援系統夠穩固，一樣可以給孩子雙倍的愛。以前農村就像個大家庭，至少有四、五個大人會分擔照顧，如果也能有不同的親友輪流協助，帶祐祐看診復健，我想爸爸的身心壓力會減輕不少。孩子是國家未來的棟樑，不是爸爸媽媽單一的責任，期許台灣的支持系統及社福關懷更完善，大家也能更有意識地幫助需要的家庭。

第五章

提升免疫力，逆轉過敏體質！

人體奇妙的免疫平衡

過敏的英文是「Allergy」，是希臘文Allos（改變）和Ergon（力量）所組合而成的詞彙。一個正常的免疫反應，變成一個反而是有害的反應，就是這個詞彙所代表的意義。

◈過敏的許多種類型

我們先來認識一下「過敏」有哪些？現今最常見的有花粉過敏、灰塵過敏，甚至是一般的食物過敏等，但原本應該是無害的物質，為何會讓人產生「打噴嚏、流鼻水、皮膚癢、咽喉腫」等各式各樣惱人的症狀呢？故我們將這些過度的免疫反應稱為「過敏」。

大家或多或少，都對於我們人體的免疫學有些初步了解，其中屬於後天性免疫反應的B細胞和T細胞，更是鼎鼎大名的兩個重量級角色。B細胞能產生所謂的「抗體」，來攻擊外來的各種致病原；而T細胞則是分成輔助T細胞、調節T細胞和殺手T細胞三種。

輔助T細胞擔任的是「免疫司令官」的角色，藉由接收各種抗原呈現細胞的訊息後，釋出不同的細胞激素來產生刺激，強化免疫反應。而我們所知的輔助T細胞，有幾種不同的類型，最重要的就是第1型輔助T細胞（Th1）和第2型輔助T細胞（Th2）。這兩種T細胞會各自釋放相異的細胞激素，使B細胞產生不同的抗體。在過敏疾病當中，我們耳熟能詳的「IgE 抗體」，就是由 Th2 所釋放的細胞激素刺激B細胞產生的。

你可以這樣想，Th1 和 Th2 就好比是天天在吵架勢不兩立的死對頭，任何時候都在阻礙對方的工作，Th1 分泌的細胞激素會妨礙 Th2 作用，反之亦然。而維持身體 Th1 和 Th2 的完美平衡，才能讓人體的免疫功能正常發揮。Th1 的功能和延遲性過敏反應、關節炎等自體免疫疾病、第一型糖尿病相關；而 Th2 的功能則和氣喘、花粉症、過敏性鼻炎、異位性皮膚炎等相關。就像是翹翹板一樣，當其中一方活性太高，另一方就會被抑制。

每每我在回顧這些人體奇妙的機轉時，都會不禁讚嘆這類不可思議的調控，也對於我們中醫古老的智慧欽佩不已，一個 Th1／Th2 之間的平衡，用中醫的陰陽理論，就可以得到很好的詮釋。

人體無時無刻都在想辦法，要維持在一個陰陽平衡的狀態之中。陰陽在中醫的觀念裡，具備了互根、互藏、互用的特點，彼此對抗消長，卻又不能沒有對方，這和人體免疫的平衡是完全一樣的想法。因此，**中醫在治療過敏問題時，就必須把握住很重要的原則，即要讓陰陽恢復到平衡的狀態**。而其中相關的，則包含了一個人生活周遭的所有事物，舉凡是壓力、飲食、生活習慣、睡眠品質，每個環節都可能將這個平衡的機轉打亂。

◈孩子為什麼容易過敏？

許多家長會在門診時問這樣的問題：「為什麼我的孩子會過敏？」「醫師，為什麼以前都沒聽過什麼過敏，現在反而這麼多小孩，甚至年輕人都有過敏的問題？」對於這樣的疑問，我多半會從幾個面向去做解釋。

第一個頭號殺手絕對是「空氣汙染」！過往的社會不像現代科技發達，以前光是有一台車，就可能是小鎮裡頭號大新聞！不像現在往馬路一看，到處都是川流不息的車潮，更別說工業的發達，造成了環境的嚴重汙染。人類生活雖然獲得大幅度的改善，但也犧牲了呼吸道吸入乾淨空氣的權益。不論是汽機車的廢氣排放，或是工業製造的各種有害氣體，都一再的刺激我們的呼吸系統，讓現代的小孩承受了更多的空氣刺激物。

再來另一個重要的原因，就是「飲食習慣的改變」，包含速食、冰品、各式甜點，例如各種的食物添加劑、再加工的製品、高糖高油的飲食，這些改變雖然讓食品看起來更美味，嘗起來更可口，但也更容易犧牲健康。

除此之外，如果嬰兒未接受母乳哺育或是太早接受牛奶，也可能是過敏的原因之一。母乳內含有大量的抗體蛋白、必需胺基酸，是嬰兒健全免疫系統的重要環節，而配方奶比較容易有牛奶蛋白分子過大的問題，嬰兒腸道較脆弱，容易使這些蛋白質滲漏誘發過敏，所以多半會建議母乳能持續6～9個月。

除了上述這些問題，「居住環境和生活型態的改變」也不可忽視。過往的鄉村生活，漸漸變成都市化的社會，生活型態上也大多以居家為主，鮮少跑到戶外，這就容易造成塵蟎、動物皮毛、蟑螂、乳膠、黴菌這些過敏原的反覆接觸。

最後一個重要影響原因就是「遺傳」。遺傳雖然無法解釋所有的過敏發生原因，但的確和過敏息息相關。若是父母其中一方有過敏，子女有過敏的比例會高達30％；假使父母雙方都有過敏，子女有過敏的比例會高達60％，甚至更高。當每個世代的過敏患者數量都持續增加時，這樣的遺傳因素，確實也會造成過敏的孩童數量越來越多。

◈吃益生菌可有效改善過敏嗎？

「醫師，我的孩子過敏很嚴重，是不是應該要增強他的免疫力？」這是門診最常聽到的一句話，常有患者一來，劈頭就希望我開黃耆、黨參、高麗參這類藥方，民眾大多認為這些是「增強免疫力」的補藥，然而這和臨床的治療是大相逕庭的。

前面有強調過，免疫要維持Th1／Th2之間的平衡，意即不論何者偏亢，都容易造成免疫的問題。而濫補常會導致平衡的破壞，還是需要專業的中醫師判斷，才能替孩童規劃出最理想、最合適的處方。

「醫師，那孩子該不該補充益生菌呢？我看隔壁鄰居的小孩吃益生菌之後，什麼過敏都好了，還是我應該讓他吃XXX營養補充品？」許多研究都在探討益生菌的功效，有些國外的研究結果顯示，益生菌對於過敏性疾患，包含異位性皮膚炎和氣喘，也大多有改善的效果，但也有持反對意見的學者，指出益生菌對於這些過敏疾病是沒有幫助的。

其實益生菌的作用機轉，還是要回到 Th1／Th2 之間的平衡。常見的過敏問題是 Th2 過亢而 Th1 較低弱，而益生菌就有讓 Th1 變強的功能，降低 Th2 之後，可舒緩過敏的症狀。但是市面上的益生菌實在琳瑯滿目，很多時候會讓消費者不知從何選起，原則上還是以有經過人體試驗的菌種較為安全。除此之外，均衡的蔬果飲食，更能補充「益生質」給益生菌食用，來增強其功能。

就對策上來說，首先還是要找到小孩的主要過敏原，避免其接觸。台灣誘發小兒過敏疾病的過敏原，以家中的塵蟎最為常見。塵蟎是一種 8 隻腳的微小節肢動物，最喜歡生長在潮濕溫暖的環境中，肉眼是觀察不到的。牠以人和動物脫落的皮屑、毛髮維生，接觸到的過敏患童可能會發生氣喘、打噴嚏流鼻水、異位性皮膚炎等症狀。因此創造避免塵蟎大量生長的環境，對於過敏性疾病來說是非常重要的一環，相關的方式如下：

1. 生活上儘量少使用填充類的家具，採用木製家具或是皮革沙發較為理想，也要盡可能少放地毯、布製家具或布娃娃。
2. 定期清掃居家環境。

3. 寢具要經常清洗更換。

4. 若有養貓狗等有毛的動物，要把毛給剪短，也要定時幫寵物洗澡。

5. 地毯需要經常以吸塵器清潔，窗簾也需定期清洗。

面對不同的過敏性疾病，會有不同的應對方法，我們會在接下來的章節，討論現今幾種常見的過敏性疾病。

一、治療「氣喘」，養好肺脾腎

氣喘是國人常見的氣道疾病，根據健保資料庫的統計，兒童及青少年盛行率約為15%，常見的症狀包含了喘鳴、呼吸困難、胸悶和咳嗽。在工業化社會的今天，這樣的疾病顯得越來越常見。

◈氣喘的發病機轉

氣喘的發病機轉，並不淺顯易懂，但基本上可以理解為其過敏反應與氣道的慢性發炎有關。包含了支氣管狹窄、氣道壁逐漸增厚，以及氣道黏液分泌增加。從微觀的病理變化去看，則包括氣管黏膜的血液流量增加、氣管水腫、氣管黏液過度分泌、氣管增厚纖維化等情形。

許多民眾可能聽完對於這個疾病還不是很清楚，請大家想像一下，氣管就像是水管一樣，如果因為某些刺激的過敏物，造成了免疫細胞的發炎、分泌更多物質，就像水管裡多了很多雜質，影響流速，而局部反覆的發炎造成氣道增厚，氣流受阻就會產生呼吸道的不適。

◈治療氣喘，顧好肺脾腎

中醫門診經常有氣喘的小孩來接受治療，在古老的中醫書籍中，是沒有「氣喘」這種名稱的，而是多半會提到「哮證」或「喘證」這類的字眼。中醫治療氣喘，最大的原則就是分成「發作期」和「緩解期」兩部分，儘管發作期會有寒喘和熱喘的不同，但在門診並不常遇到急性發作期的患者，這樣的病人建議盡速前往西醫急診，目前包含支氣管擴張劑、類固醇，甚至是危急時刻的插管治療，都能有效的將急性氣喘發作控制妥當。那緩解期中醫如何治療呢？重點就會放在肺脾腎三臟來處理。

常常會有父母拿著開好的藥單回到診間，詢問開立的中藥為何上網查詢後，發現都是些腸胃藥和補腎藥，這必須回歸到中醫的理論去解釋。

顧好氣管，除了從肺去治療之外，提供營養吸收的腸胃系統更加重要。中醫認為吸收進來的營養（精微物質），是由腸胃道提供至全身四肢百骸，營養充足機體才能正常的發揮運作；再來中醫所謂「腎」的觀念，不單單只有簡單的泌尿系統，它更有一個「納氣」的功能。

所謂規律的呼吸，需要氣的正常「升降」才能運作，而腎就有將氣下收的功能。若是腎氣虛弱，納氣功能失常，就很容易出現喘咳短氣、呼多吸少的情形；此外，孩童的腎氣未充，補腎和脾胃，就是調控好人體先天和後天兩個最大的工廠，以應付身體的各種需求。

也因為方劑的調配，需要牽涉到肺脾腎，因此治療上並沒有特別一個主方，多半需要兩個方劑的搭配，再加上一些單味藥物的加減，例如補養脾腎的六君子湯加上八味地黃丸，或是顧脾肺的小青龍湯加上苓桂朮甘湯治療，甚至是體質偏熱的麻杏甘石湯配合六味地黃丸都有可能選用，端看患童的臨床症狀而定。

◈肺俞穴配合定喘穴，加強療效

治療氣喘的穴位，我在前本著作裡，有提到可以選擇第一到第三胸椎的膀胱經穴來運用，包含大杼、風門、肺俞，都能夠處理上下呼吸道的疾患，其中肺俞又特別具代表性，古書記載此穴能和肺臟直接相通。

除了這幾個穴位之外，也可以加上屬於經外奇穴的「定喘穴」。定喘穴也是三伏貼常選用的穴位，其位置在第七頸椎棘突下（大椎穴）旁開0.5寸處（約拇指半指寬），和我們前述的三個穴位位置十分接近，這都和現代醫學解剖的交感神經幹有高度相關。

常用穴位之取穴

- **大杼穴**：第一胸椎棘突下（陶道）旁開1.5寸處。
- **風門穴**：第二胸椎棘突下旁開1.5寸處，約與肩胛骨上角相平。
- **肺俞穴**：第三胸椎棘突下旁開1.5寸處（與膻中前後相對應）。
- **大椎穴**：第七頸椎（最凸點）棘突下（低頭頸椎最突出處）。
- **定喘穴**：大椎穴旁開0.5寸處。

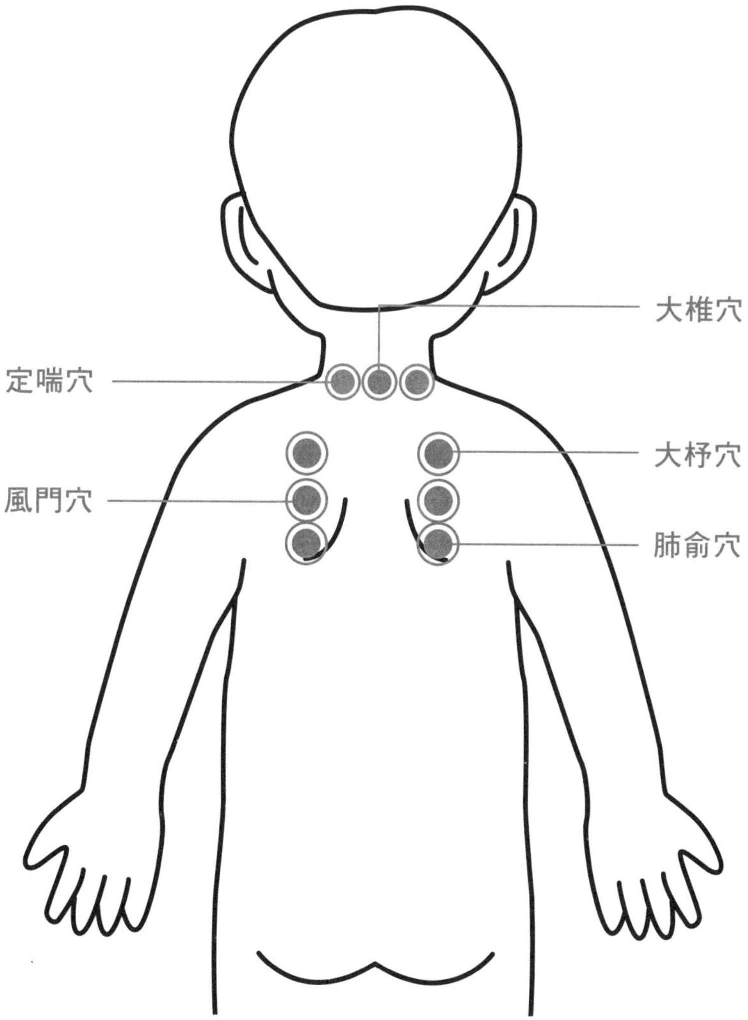
大椎穴
定喘穴
大杼穴
風門穴
肺俞穴

平常可以喝西洋參茶飲，主要針對慢性期的調養，用來強化肺支氣管的功能。不只是氣喘，反覆感冒或長期鼻過敏的患者也能服用。此方的百合、沙參具潤肺滋肺陰的效果，川貝母有止咳潤肺除痰的作用，西洋參補肺氣，是一組性味平和又有效的組合。

【西洋參茶飲】

- **材料**：西洋參2錢、百合5錢、沙參3錢、川貝母3錢。
- **做法**：以600毫升水（約3碗）煎煮，水滾後轉小火煮20分鐘，取藥汁當茶飲。

二、鼻塞、打噴嚏，當心「過敏性鼻炎」

過敏性鼻炎在國內是非常普遍的疾病，由於台灣的地理環境屬於海島型潮濕氣候，此種條件下更適合塵蟎生長，因此過敏性鼻炎的盛行率大約是24～29％。

◈睡不好可能也是過敏性鼻炎惹的禍

過敏性鼻炎算是一種非常普及的「文明疾病」，據估計大約影響了全球五億的人口，這對於人們的社交活動、學習效率甚至是工作效能，產生重大的影響，造成嚴重的經濟負擔。根據美國一項統計顯示，過敏性鼻炎一年醫療費用約為20～50億美金，是十分驚人的數字。

常見的過敏性鼻炎症狀及徵候有流鼻水、打噴嚏、鼻塞、嗅覺不靈敏、眼睛鼻子喉嚨癢、流眼淚、咳嗽、黑眼圈、用嘴巴呼吸、習慣性張嘴等。可能產生的併發症，則會有睡眠障礙、鼻竇炎等等。

過敏性鼻炎乍看之下不是很嚴重，但是繼發性的疾病，卻會讓父母傷透腦筋，例如鼻竇炎。許多小孩都需要長期服用抗生素治療，反覆的鼻竇炎後，造成脾胃系統的弱化，吸收營養的能力變差，又加重了脾肺氣虛的情形，如此的惡性循環，往往會讓家長煩惱不已。

許多有升學壓力的孩子，在過敏性鼻炎的困擾下，睡眠品質就已經不好，加上越來越重的課業負擔，國高中生就有失眠問題的過敏性鼻炎患者，也是不勝枚舉。而中藥搭配針灸，治療這類型的疾病就可以獲得不錯的效果。

◈治療肺為首，關鍵在脾胃

在臨床經驗當中，我認為此病一開始的治療，需要以肺為主，包含了溫化寒飲的小青龍湯、處理表寒的麻黃湯和葛根湯、處理鼻塞的辛夷散或蒼耳子散，以及鼻竇炎時需要用到的辛夷清肺散。這些都是在治療過敏性鼻炎時，一開始比較能迅速改善並穩定病情的方劑，但這些處方並不是一成不變的持續使用，過敏性鼻炎和氣喘一樣，重視肺脾腎三臟的調理，尤其是脾胃，絕對是門診治療時最重視的一個環節。

中醫脾胃藥的選擇可說是琳瑯滿目，包含我們所謂的「四五六七」，就是四君子湯、五味異功散、六君子湯、七味白朮散，這些方劑都對腸胃有不錯的修復功能。

四君子湯裡面有人參、白朮、茯苓、甘草，其中人參、白朮具備補脾胃的效果，而茯苓則是能把體內無法消化的水分從身體帶出，這樣一補一利的方式，比單純的補效果還更好。可以想像體內有一灘死水（無法代謝的水分）需要處理，而人參、白朮就好比太陽一樣加速水分的蒸發，茯苓則是再開通一條渠道讓水流出，雙管齊下，作用加倍。有些患者的脾胃功能，只靠四君子湯還不夠（體內無法代謝的水分過多），這時就可以選用「五六七」的方劑。

五味異功散就是在這個處方的基礎再加上「陳皮」，它是一個除濕化痰的行氣藥，就好比再多一個抽水馬達來幫忙一樣。六君子湯則是多了「陳皮」和「半夏」，一次增加兩個抽水馬達來加強水分的運行。此外，還有一個加強版的「香砂六君子湯」，裡面多了木香和砂仁，這些都是很強的行氣消脹藥物，門診就端看醫師的選擇，使用這些藥物來快速增強脾肺的功能。

◈穴位揉一揉，起喘立馬改善

穴位按摩的部分，列缺穴、迎香穴、合谷穴，以及前一個篇章討論氣喘的肺俞穴，都可以作為按摩選用的穴位。

常用穴位之取穴

- 迎香穴／鼻通穴／素髎穴：鼻翼兩側凹陷處／面部鼻尖正中央。
- 印堂穴：額部兩眉之間。
- 合谷穴：拇、食兩指會合處最高點。
- 肺俞穴：第三胸椎棘突下旁開1.5寸（與膻中前後相對應）。

◈減敏通鼻茶，改善晨起的鼻過敏

要特別提出的是茶飲的部分，過敏性鼻炎多半在早上起床，鼻黏膜接觸到冷空氣或是過敏原時，容易會有鼻塞打噴嚏的情形，這時候可以用減敏通鼻茶來改善這些不適，裡面有桂枝、蒼耳子、黨參、白芷、生薑，既有驅散風寒通鼻竅的功能，也有改善精神體力的效用。此外在沖入沸水的時候，可以直接讓孩童吸散發出來的蒸氣，如此「薰鼻」的方式，一樣具備散寒通竅的功能喲！

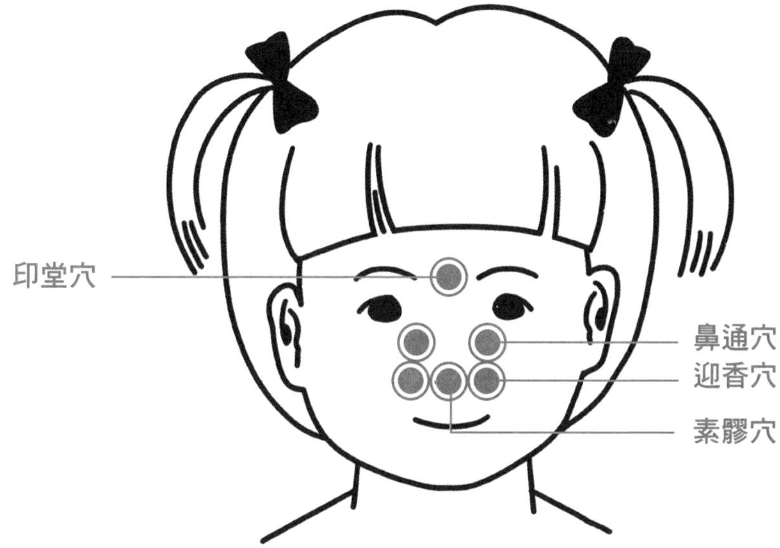
印堂穴
鼻通穴
迎香穴
素髎穴

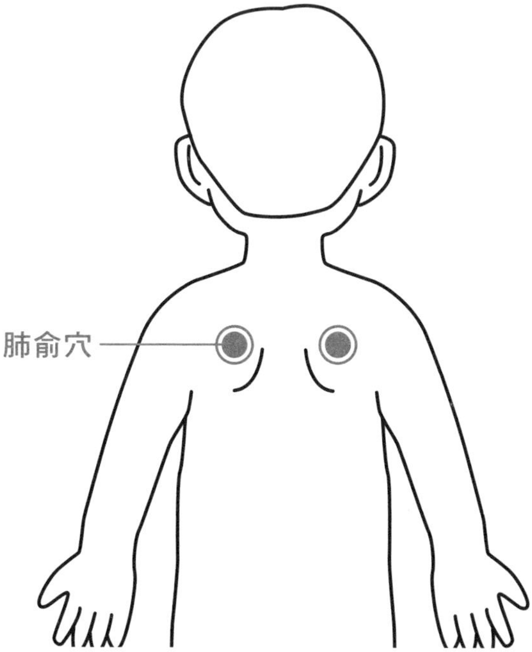
肺俞穴

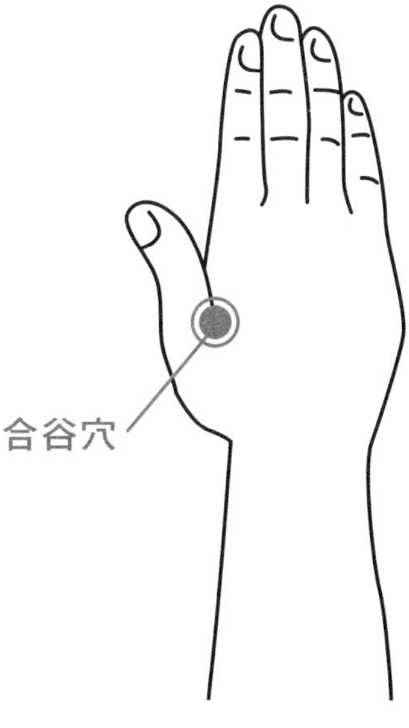
合谷穴

【減敏通鼻茶】

● 材料：桂枝2錢、蒼耳子2錢、白芷2錢、黨參2錢、生薑3片。

● 做法：將藥材洗淨，裝進過濾袋，置入保溫杯中，沖入沸水600毫升，燜泡20分鐘後即可服用，可反覆用熱水沖泡至味淡。

三、西藥別亂停，中西醫併治「異位性皮膚炎」

如果本來已經有在使用西藥治療過敏的患童，不可以突然自行停藥，因為西藥主要是抑制住免疫反應，若是停藥可能讓症狀加劇，最好依照醫師指示慢慢調整。

◈中西醫合併治療，先穩定病情

「醫師，我的小孩如果開始服用中藥之後，西藥的部分能不能就先停藥了呢？我不希望他吃這麼多藥物！」這是門診中很多父母會提出的疑問，但是，我都會很慎重的和他們解釋，西藥是不能突然說停就停的。

不管是異位性皮膚炎，或是其他過敏，如氣喘、過敏性鼻炎等等，若患童在門診就醫之前，就已經有正在使用的西藥。舉凡是鼻噴劑、白三烯素受體拮抗劑、抗組織胺、外用塗抹的類固醇等等，這些藥物在突如其來的停用後，症狀有可能還是會捲土重來的，本來抑制住的免疫反應會如同猛虎出閘，這時單靠中藥的鎮壓效果絕對不足，若是輕易地答應父母停用西藥，可能反而會適得其反加重病情。

這類型棘手的疾病，起初都需要中西醫合併治療的模式，在穩定的控制症狀後，才會考慮慢慢減少西藥的使用量，並逐漸降低依賴程度。尤其是異位性皮膚炎這個難纏的疾病，更應該把握這樣的準則去治療！

異位性皮膚炎最初的皮膚症狀，就是紅斑、丘疹和搔癢，嚴重會伴隨脫屑、分泌液等。依照年齡不同，可分為嬰兒期（2個月到2歲）、兒童期（2歲到12歲）和青春期及大人（18歲以後）。嬰兒期病灶常由前額、臉頰及頭皮開始，逐漸延伸到頸部和軀幹四肢；兒童期則好發於肘彎、膕彎，這和中醫古籍所述的「四彎風」就十分貼近；青春期及大人，則主要以乾燥和敏感的皮膚為主要症狀，包含搔癢和苔蘚化的病灶是其特點。

◈治異位性皮膚炎，須「疏風」、「清熱」、「化濕」

臨床上面對異位性皮膚炎，要記得一個重要的觀念，就是以病灶處來辨證，多半都是「風」、「熱」和「濕」為主，也因此疏風、清熱、化濕是貫穿整個治療的主軸。所以坊間流傳的一些偏方，例如馬齒莧水、薏仁水、紅豆水等等，在某一些案例上有發揮效果，就是因為它們都或多或少有處理到風濕熱的問題。

根據這樣的準則來加減配方，分泌液多的就增加利濕的藥物，局部紅熱厲害的就增加清熱的藥物，若是癢得嚴重就增加祛風藥物。最常使用的方劑就是「消風散」，除了清熱疏風燥濕，裡頭還加了一點養血的藥物，這是一個非常聰明的搭配方式。

我們所知的清熱、疏風和利濕藥物，最大的缺點，就是長期服用有耗傷人體陰液的問題，如果能夠適度使用養血滋陰的藥物，既不會降低治療的效果，又可以讓患者不會有口乾舌燥，或是便祕等陰液不足延伸的問題。這陰中求陽、陽中求陰的搭配方式，可說是中醫最厲害之處。

上一個章節有提到治療肺的關鍵在於脾胃，這個準則也同樣適用在異位性皮膚炎。所謂「肺主皮毛」，在中醫的概念中，皮膚的問題也是由肺所管轄，因此除了局部的風濕熱之外，患者的腸胃症狀也需要考量，若是脾胃濕勝或是有氣虛的現象，也需要進一步利用補益脾胃的藥物來加減。

▼穴位按摩，可改善異位性皮膚炎症狀

血海穴除了可用來治療痛經之外，臨床也常應用於皮膚疾患當中，尤其是異位性皮膚炎的治療，可說是相當重要的一個穴道。此外，可以再加上曲池穴，更具有美顏的效果！

常用穴位之取穴

- 血海穴：位於大腿內側，髕底內側端上2寸，當股四頭肌內側頭隆起處。
- 曲池穴：位於肘橫紋外側端。

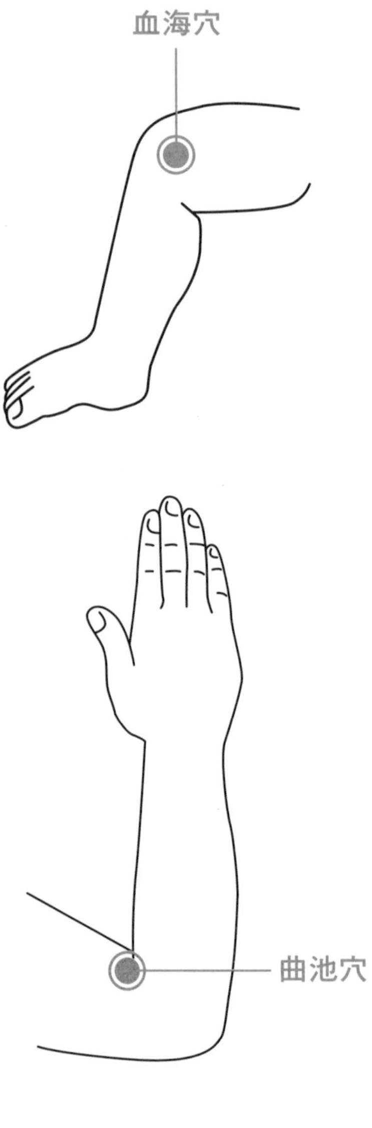

◈桑菊茶，疏風清熱又護陰

而湯藥的部分，除了前書提及的薏仁利濕茶之外，在急性紅癢較嚴重時，可以使用「桑菊茶」來加強療效，其中桑葉、菊花、蒲公英都是祛風清熱的藥物，再加上生地顧護陰液，也是有迷你消風散的處方用意在其中。

【桑菊茶】

- 材料：菊花2錢、桑葉2錢、生地3錢、蒲公英1錢。
- 做法：將藥材洗淨，裝進過濾袋，置入保溫杯中，沖入沸水600～800毫升，燜泡數分鐘後即可服用，可反覆用熱水沖泡至味淡。

【薏仁利濕茶】

- 材料：薏仁1兩、芡實5錢、車前子3錢。
- 做法：以600毫升的水（約3碗）煎煮，水滾後轉小火煮20分鐘，取藥汁當茶飲。

四、季節變化眼睛就癢，漫談「過敏性結膜炎」

每到季節變化的時候，總會有些患者突然出現眼睛紅癢、流眼淚，或是合併過敏性鼻炎打噴嚏、流鼻水，甚至誘發氣喘問題而前來門診報到，它們都是季節變化引發的過敏症。

◈孩童「過敏性結膜炎」容易被忽視

相對於其他，過敏性結膜炎的症狀比較容易讓家長忽視，覺得小孩不過就是眼睛癢而已，揉一揉就好了，甚至誤以為小孩子揉眼睛是因為3C產品使用過多。

千萬不要小看揉眼睛這個動作，可能會造成孩童的角膜破皮或潰瘍，此外，也容易導致感染，進一步或許會引發其他合併症，像是細菌性結膜炎、麥粒腫（針眼）、霰粒腫、散光等等，為了避免引起更大的麻煩，還是需要謹慎小心的面對。

▼如何緩解過敏性結膜炎的眼睛癢？

很多父母聽到癢不能用揉的方式，都會一臉疑問：「醫師，如果不能揉眼睛，我該怎麼辦才好呢？」我通常會請家長用生理食鹽水，稍微沖洗一下孩童的眼睛，或是用冰敷的方式緩解癢感，當然最重要的，還是要避免接觸到過敏原。

過敏性結膜炎不單是孩童的特權，還有很多患者是每天上下班的機車通勤族，都為了此病苦惱不已。隨著工業的進步，空氣品質也相對較差，騎車時很容易被隨風而來的過敏原、汙染物，刺激到眼睛造成不適，進而引發過敏性結膜炎。因此騎機車時，建議要戴附有護目鏡片的安全帽，以避免症狀被誘發或甚至加重。

◈中醫治療需分寒熱性，切勿一味清熱

許多剛接觸中醫或是對中醫有興趣的一般大眾，在對寒熱掌握還不是很清楚時，會將「炎」字和熱症牽扯在一起，這個觀念絕對是錯誤的。西醫在定義「炎症」時，

是以微觀的角度，去看細胞的發炎反應；而中醫則是以全人觀在看一個患者，若是用局部的「發炎」，來代替整體的觀念治療，就不是中醫的本意了。

所以不要一看到過敏性結膜「炎」，就馬上以為是要使用苦寒清熱的藥物來治療，應該先從整體的辨證出發。如果患者腹瀉、疲倦、頭昏眼花又怕冷，此時當然要從補氣補陽的角度去下手；反之如果患者口乾舌燥、便祕、舌頭眼睛都紅，還脾氣暴躁、口渴，當然就要用大劑量的清熱瀉火藥物治療。

◈中醫也有「寫輪眼」，談五輪辨證

談到眼科的治療，一定要特別提到日本非常暢銷的一套漫畫《火影忍者》，裡面大名鼎鼎的「宇智波」家族，最為厲害的就是他們的「寫輪眼」。第一次看到這個詞彙，馬上聯想到中醫眼科的「五輪辨證」。

五輪辨證是中醫治療眼科的一種思考辨證體系，藉由劃分眼睛的區塊，來找對應的臟腑治療。以眼白的部位來說，結膜劃分在「氣輪」這一塊，氣輪就是歸「肺」所治，需要開立疏風解表的藥物。

◈眼周的穴位也能緩解過敏性結膜炎

一般針對過敏性結膜炎，屬於寒證的會用到川芎茶調散處理，熱證則是用桑菊飲來治療。這些祛風藥物也符合中醫的一個治療原則就是：「高巔之上，惟風可到。」意思是頭部的一些問題，在治療時都要將風藥考慮進去，這些藥有的可以扮演直接作用的角色，有的則是重要的「引路人」，將藥物帶到頭面來發揮療效。

除了藥物治療，針灸也是一個不錯的方式，但是臨床能接受此處針灸的孩童並不多，所以我也會教導小孩回家記得自己按壓。一般可按壓攢竹穴、陽白穴以及合谷穴，一起按揉，對於症狀緩解很有幫助。

常用穴位之取穴

- 陽白穴：位於前額部，當瞳孔直上，眉上1寸。
- 攢竹穴：位於眉頭處。

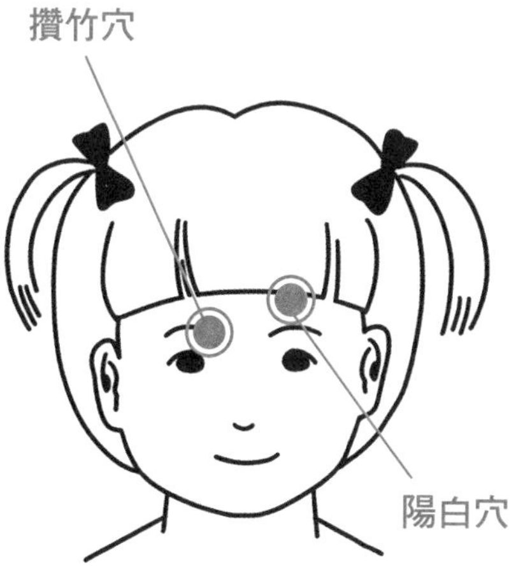

第六章

按節令調整孩子體質，讓他頭好壯壯

按照四季調養，可根治過敏

《黃帝內經・素問》中提到，「人以天地之氣生，四時之法成。」如果能依照四季的型態，以食療藥膳的方式保養，再搭配規律的作息，所謂「衣爛從小補，病淺從中醫」，便能夠提高免疫力、平衡體質，預防和減少疾病的發生。

◈春天萬物萌發，須補脾肺

對於有些經常反覆生病、免疫力低、先天不足、後天失調的兒童，中醫可以如何幫助他們呢？

台灣地處亞熱帶，除了北部較能感受到四季的變化外，中南部全年皆溫暖舒適，氣候多屬夏秋類型。且因四面環海，高濕度也衍生一些問題，如塵蟎和黴菌喜歡溫暖潮濕的環境，而95%的人對塵蟎過敏，導致國內過敏兒的比例居高不下。

春季陽光明媚，萬物萌發，欣欣向榮，小兒在此季節，亦是生機蓬勃，身體功能活動量增加。每年2月初為「立春」，標示著春季的開始，然剛過嚴冬，有一句俗諺說「春天後母面，欲變一時間」，就是形容春天乍暖還寒、變化多端的氣候，像後母的心一樣令人難以捉摸預測。

每逢梅雨季往往會讓人覺得四肢沉重、浮腫而精神不振，這時節小兒容易患呼吸道傳染病，如感冒、咳嗽、肺炎、水痘、腮腺炎等。此時可以配製一些平補脾肺的中藥，如荷葉、薄荷、佛手、藿香、紫蘇等，能預防感冒、祛濕醒腦、調整消化道機能等。

食療方面，春季對應的臟腑屬「肝」、味「酸」、色「青」，所以可以適量補充這類型的食物，但要注意不要補多了，反而會讓肝氣太旺，影響其他臟腑。青綠色的蔬果如菠菜、芹菜、花椰菜、黃瓜、奇異果、檸檬等；肝經也與眼睛有關，可以多放鬆以舒緩眼睛乾癢。

【春季保養．茶飲處方】

- **材料**：荷葉2錢、薄荷1錢、佛手1錢、藿香2錢、紫蘇2錢。
- **做法**：1.將藥材洗淨，放入600～800毫升（約3～4碗）滾水中煎煮3分鐘，取藥汁當茶飲。
  2.或將藥材洗淨後，裝進過濾袋，置入保溫杯中，沖入沸水600～800毫升，燜泡數分鐘後即可飲用；可反覆用熱水沖泡至味淡。

◈夏季暑熱，須清熱降火

《理虛元鑒》中指出：「夏防暑熱，又防因暑取涼，長夏防濕。」夏季炎炎酷暑，以前好像吹電風扇就稍能緩解，現代氣候變遷，冷氣已是家家必備，不少孩子因夜眠吹冷氣，反而晨起時過敏更嚴重。建議自動設定冷氣，在預計起床前一小時關閉，才不會因室內外溫差過大，而加重症狀。

夏天炎熱，戶外活動多，也是容易中暑的季節。有的孩子不習慣喝水，若一時出汗過多（或不出汗），導致頭暈眼花、忽然昏倒，在中醫稱為「耗損心氣」，不可不慎。相反的，人們常貪涼而傷身，如嗜吃水梨、西瓜、綠豆湯、青草茶等具清熱降火功效的食物或茶飲。生冷瓜果、冰涼飲品皆宜小嘗去暑，但不可多吃，以免寒涼傷氣陰，加重過敏等不適。

請以桑葉、菊花、薄荷、麥門冬、葛根等中藥，幫助生津止咳，預防中暑，為夏季適合飲用的清爽涼茶。

食療方面，夏季對應的臟腑屬「心」、味「苦」、色「赤」，所以可以適量補充這類型的食物。小朋友通常怕苦，則可選擇如冬瓜、蓮子、愛玉、仙草、薏仁等清暑利濕的食材。除了瓜類，夏天也是水果的旺季，建議多吃些富含維生素C的水果如鳳梨、葡萄、芭樂等，對於皮膚的保養有不錯的效果。

【夏季保養．茶飲處方】

- 材料：桑葉1錢、菊花2錢、薄荷1錢、麥門冬2錢、葛根2錢。
- 做法：1.將藥材洗淨，放入600～800毫升（約3～4碗）滾水中煎煮3分鐘，取藥汁當茶飲。

2. 或將藥材洗淨後，裝進過濾袋，置入保溫杯中，沖入沸水600～800毫升，燜泡數分鐘後即可飲用；可反覆用熱水沖泡至味淡。

◈秋季濕度高，宜重潤肺止咳

入秋後暑氣逐漸趨緩，颱風及午後雷陣雨減少，熱對流不像夏天般頻繁，也讓空氣中濕度明顯降低。然而乾熱的天氣一樣令人難受，秋季在五行中對應金，「金」代表鐵器、兵刃刀劍的收斂肅殺之氣，像老虎一樣凶猛，故又有秋老虎之稱。

秋季對應的臟腑屬「肺」、味「辛」、色「白」，氣管不好的人，此時容易咽乾不適，宜多攝取含水分、平潤的食物，如梨、百合、玉竹、荸薺，或是帶有膠質、質地黏稠的食物，如銀耳、海帶、山藥、蓮藕、秋葵、海參、海蜇皮等。

喜歡園藝的朋友都知道，果樹施基肥最佳的時間是秋季（9月中下旬～10月上旬），若錯過了就建議在第二年的春天，泥土解凍後及時施肥。

其實，中醫轉骨的道理，和果樹施肥的概念相當接近。秋收以冬藏，藏陽好過冬，以待來年陽氣能升發的更漂亮。春天轉骨則是順著陽氣升發的「勢」，多給些肥料推一把，夏天枝葉就愈見茂密了。

秋季適合使用的中藥材可選用如沙參、紫蘇葉、蘆根、枇杷葉、杏仁、桑葉等，幫助化痰、潤肺止咳，也可以健胃整腸、預防季節性感冒。

【秋季保養．茶飲處方】

- **材料：**沙參2錢、紫蘇葉1錢、蘆根2錢、枇杷葉1錢、杏仁2錢、桑葉1錢。
- **做法：**將藥材洗淨，放入800毫升（約4碗）水中煮滾後，用小火再煎煮約15～20分鐘，取藥汁當茶飲。

◈冬季陽氣收藏，可適時溫補

秋風瑟瑟後迎來寒冷的冬天，台灣東北部尤其能感受這樣的變化。冬季人體的陽氣收藏，適量吃些溫補的藥膳，可以提振元氣、促進循環、溫暖增熱，所以「防寒養腎」是冬季的養生原則。

但要注意如果本身屬於燥熱體質，就要選用平補的食材，或是在溫補食材中，加入一些性味偏涼的佐味，如白蘿蔔、大白菜、空心菜、蘆筍、絲瓜、苦瓜等。藥材方面可以選用如參鬚、何首烏、乾薑、桂圓等，能補氣提神、溫胃散寒、益心脾補心血。

食材部分可以選色「黑」的，如黑芝麻、黑豆、黑棗、黑木耳、烏骨雞、海參等，有助入「腎」經滋養身體，提高免疫力。

【冬季保養．茶飲處方】

- 材料：參鬚1錢、何首烏1錢、乾薑1錢、桂圓2錢。
- 做法：將藥材洗淨，放入600毫升（約3碗）水中煮滾後，用小火再煎煮約15～20分鐘，取藥汁當茶飲。

由於一般人對於中藥的藥性並不熟悉，因此可以請中醫師針對個人體質加以調配。另外要提醒的是，若遇感冒發燒，或有特殊情況時，暫時不要食用藥膳和茶飲！佐味的部分可加入適量的蜂蜜（一歲以上）、冰糖或麥芽糖來提味。

按照十二時辰，生活作息調理法

古語說：作息有時；古人對於養生法講求天人合一，依循「日出而作，日落而息」。一天有十二個時辰，該如何作息養生？每個時辰裡應該要做什麼呢？

◈黃帝內經：十二時辰養生法

有一句話說：世界雖然不公平，但每個人一天都只有24小時卻是相同的。古代尚未發明時鐘之際，靠著日晷、柱香等方式，來計算時間的變化。並依十二地支分為十二個時辰，每個時辰是兩小時，晚上十一點到凌晨一點為子時，凌晨一點到三點為丑時，接下來依序類推。另外，一個時辰通常又對應一個臟腑，我將它做成一個表格，方便大家直接對照，下面再一一簡單說明。

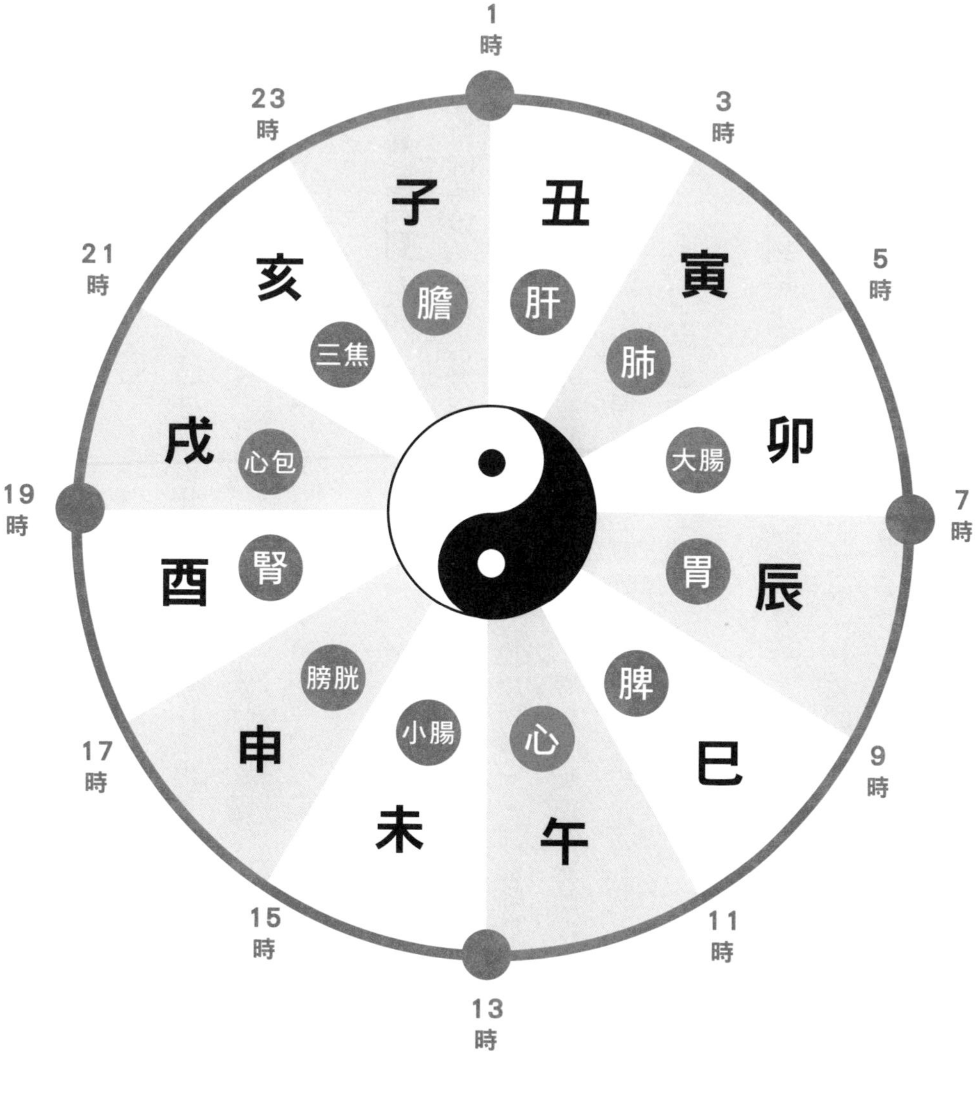
1時
3時
5時
7時
9時
11時
13時
15時
17時
19時
21時
23時
子
丑
寅
卯
辰
巳
午
未
申
酉
戌
亥
膽
肝
肺
大腸
胃
脾
心
小腸
膀胱
腎
心包
三焦

▼子時、丑時（晚上十一點到凌晨三點）

乃肝膽經運作的時間。前面有提到，肝膽經是人體代謝解毒很重要的一塊，此時須進入深層睡眠（不是剛上床），才能讓它們更有效率的工作。再者，成長發育中的孩童，大腦的生長激素也於此時分泌最旺盛，所以不管作業再多、電視再好看、再沒睡意、明天放假與否，父母都應該在此時停下手邊的工作、關大燈、哄孩子上床睡覺，畢竟身高的發育黃金期只有這幾年，過了就真的來不及了。

▼寅時（凌晨三點到五點）

肺經運行的時段，所以很多爸爸媽媽會發現，孩子夜咳哮喘好發在這段時間，此時不論人體或外在的溫度，還有自身的皮質醇（人體類固醇），都會降低，幫助我們進入深睡狀態。但也容易受到外在的虛邪賊風侵擾，導致呼吸道等過敏疾病。這時段與肺經的強壯度息息相關，所以要養肺，需特別注意不要熬夜，和夜眠時的保暖。「形寒飲冷則傷肺」，平時對於冰品冷飲也應忌口。

▼卯時（凌晨五點到早上七點）

有不少人的排便習慣，是建立在早晨起來喝一杯溫開水或吃完早餐後，其實這時運行的經絡是大腸經，所以能在此時「順暢」，是一件很自然的事。無奈現代人習慣晚睡晚起，通常都要賴到來不及才甘願起床，連吃早餐的時間都沒有，怎麼有閒情逸致蹲馬桶呢？如果真的不能早起，只能尋找其他時間建立規律排便習慣了。

▼辰時（早上七點到九點）

胃經運行的時段，所以早餐一定要吃。建議早餐的來源以澱粉及蛋白質為主，且要是溫熱性食物（生菜沙拉或精力湯等寒性飲品不適合）。如果孩子早上胃口差，不妨將五穀粉、堅果粉（或芋頭、酪梨、南瓜）等食材，添加或打入溫牛奶或豆漿中，增加營養及熱量密度。再搭配三明治或一顆水煮蛋，補充生長發育期蛋白質的需求。

▼巳時（早上九點到十一點）

此時氣血流注脾經。前面有提到「脾主肌肉、主升清」，可以解釋為好的吸收才能讓肌肉骨骼健壯、不至下垂無力。此時孩子通常都在學校學習，可以叮囑下課時間，起來動一動身體，做做體操與伸展，幫助身體血液循環。

▼午時（早上十一點到下午一點）

中午是心經當道的時間，午飯後最好小睡休息片刻，學齡的兒童午休建議不要超過一小時，對於補養心氣以及提升下午的專注力，都會有幫助。

▼未時（下午一點到三點）

未時是小腸經運行的時間。小腸是消化吸收的器官，所以建議午餐在這之前吃完，也要提醒小朋友要多喝水，才能讓小腸好好運作。

▼申時（下午三點到五點）

膀胱經是人體最長的一條經絡，由目內眥起，經頭部順行脊椎而下，到足小趾的外側。此時應是一天當中，最有效率的時刻，通常幼稚園會為年紀較小的小朋友，準備下午茶或小點心，幫助增加熱量。

▼酉時（下午五點到晚上七點）

此時是腎經運行的時間。要長高的小朋友一定對湧泉穴不陌生，它位於我們的足底，建議放學後到晚餐前，可以好好按摩它，最簡單的方式就是跳躍性的運動，諸如打籃球或跳繩，都可以刺激湧泉穴。運動以及饑餓感，也都會提高生長激素的分泌。

▼戌時（晚上七點到九點）

晚上氣血流注到心包經。心包是心臟外膜組織，協助及保護心肌正常工作。晚飯後應以靜態活動為主，可以聽音樂、閱讀書籍或複習功課等。因為是就寢前的一餐，建議晚餐也不宜過飽，且以清淡為宜。

▼亥時（晚上九點到十一點）

此時是一天中最後一個時辰，屬掌管諸氣的三焦經。三焦能通百脈，影響食物、水分和元氣的運行，應當準備就寢，讓身體充分休息，才能讓細胞推陳出新。

黃帝內經：十二時辰養生法

時間	養生祕密	建議做法
子時 晚上23至1點	晚上23點前入睡可以調養膽經，第二天醒來後頭腦會變得更加清醒，氣色也會更紅潤。	最好 準備入睡
丑時 凌晨1至3點	這時候最好是熟睡狀態，對肝最好，「臥則血歸於肝」，想要好好養肝，精神上要保持舒暢溫和，有了脾氣就要發洩出來，生悶氣比發脾氣更傷肝喔！	熟睡養肝
寅時 凌晨3至5點	經脈氣血循行流注至肺經，如果有肺部疾病的人常會在此時醒來，這是氣血不足的表現。	深睡養肺

卯時 凌晨5至7點	這時段是大腸值班，故要養成排便的習慣。起床後可先喝杯溫開水，稀釋血液，預防血栓，然後去上廁所，把一天累積下來的廢物排出體外。	喝溫開水、上廁所
辰時 凌晨7至9點	可多吃五穀粉、豆漿等溫熱的早餐來養胃，如果每天都不吃早餐，時間久了，容易罹患消化道潰瘍等病症。	吃養生早餐
巳時 早上9至11點	氣血流注脾經，此時不宜食用燥熱及辛辣刺激性的食物，以免傷胃敗脾。中醫講的脾胃指的是整個消化系統，「脾開竅於口」，即飲食口味及食慾的正常與否，與脾的運化功能有密切關係。人若是脾經通暢即可飲食有味、食穀香甜，如果脾失健運，則會出現口味異常或食之無味的狀況。這時候可以做做體操，提升氣血循環。	做伸展體操

時間	養生祕密	建議做法
午時 中午11至13點	是心經當值的時間，不宜做劇烈運動，建議午睡片刻，但不適合超過一小時。尤其是學齡的兒童，這個時間最好能小憩。	午睡
未時 下午13至15點	是小腸經當令的時間，消化吸收最旺盛的時段。要注意午餐最好在下午一點以前吃完，這樣才能在小腸精力最好的時候吸收營養物質。	多喝水
申時 下午15至17點	是膀胱經當令，可適時飲水，一定不要憋小便，否則會發生「尿滯留」。運動和學習的最佳時間在下午四點，此時是人體新陳代謝率最高的時候，肺部呼吸運動最活耀，人體運動也達到最高峰，此時健身不易受傷。	下午茶

酉時 下午17至19點	是腎經當令，腎經是人體協調陰陽能量的經脈，也是維持體內水液平衡的主要經絡，小朋友可以多刺激湧泉穴，如跳繩等，有利於生長發育。	跳繩、吃晚餐
戌時 晚上19至21點	晚上氣血流注到心包經，是舒暢心情的最佳時機，此刻要創造安然入眠的條件，故不要進行劇烈運動，以散步最好。不過許多家庭是這時候才吃晚餐，那麼晚餐宜清淡，不要吃過飽。	散步
亥時 晚上21至23點	是三焦經當令，三焦能通百脈，影響食物、水分和元氣的運行，這時間應該準備就寢，讓身體充分休息，才能讓細胞推陳出新。	準備睡覺

附錄

傳統針灸進階版——雷射針灸

中醫的新時代產品——雷射針灸

中醫界這十多年來，有一個特別「夯」的主題——就是「雷射針灸」。隨著科技不斷的進步，現代醫學從對人體的懵懂無知，到一路發展至今日的基因分子細胞生物學，甚至是許多以往沒有辦法治療的重症，也能靠創新技術的幫助控制病情。許多人就忍不住要問：「醫學知識持續在更新，為什麼中醫從古代到現在卻沒有什麼不同，還是在靠三根手指頭把脈？」

大家對中醫的觀念，可能還停留在「尊古賤今」的印象，其實現代的中醫師並非一味的尊古，除了學習古人的知識之外，不停的突破和往前創新，是台灣新一代中醫師最值得讚賞的地方！

透過多學科知識與技術的融入，中醫也成功地與現代科技結合，發展出許多新工具，包含所謂的「脈診儀」，以及與時俱進的針具，例如「針刀」、「美顏針」、「浮針」等，或是埋線的技術，甚至是協助診斷的「良導絡」，都變成許多中醫門診不可或缺的重要幫手。

其中，又以「雷射針灸」最為人津津樂道，它替怕痛的患者，尋找到一個「無痛」又有效的治療方式。但在介紹其功效之前，我們不妨先來看看它的歷史演進。

雷射針灸進化史

大家對於「雷射」並不陌生，它應用在醫療是屬於高能量雷射的部分，這類雷射輸出功率大多非常的高，危險分級歸屬在「雷射等級４」，常應用在外科手術中，像是組織的切割、快速的止血，甚至是眼睛的雷射；此外，許多工業用的雷射，也都是高能量雷射。

雷射針灸則和上述不同，其在分類上叫做 LTTT（Low Level Laser Therapy，低能量雷射治療），又稱為生物能刺激雷射，屬於「雷射等級3B」。它所使用的低能量雷射光束，是非常溫和又有效的治療工具。

附錄

傳統針灸進階版——雷射針灸

回顧雷射針灸的歷史，一定會提到匈牙利的 Mester 教授。低能量雷射最早是由他在一九六九年提出雷射生物刺激理論（laser biostimulation）後，便開始逐漸在東歐國家蓬勃發展；緊接著在前蘇聯、歐洲各國、加拿大，甚至全世界各地都掀起一股熱潮。時至今日，雷射針灸的儀器不斷地經過改良，演變成目前台灣各大醫院中醫部門使用的雷射針灸儀。

雷射針灸的治療原理

從科學的角度來看，雷射的治療原理包含了下面幾種，我們依序來做介紹：

▼ 1. 無痛光化學效應（photochemical effect）

乍聽之下非常難以理解，簡單來說，就是指物質分子吸收外來光子能量後激發的化學反應。其實我們正常的人體，或是四處可見的綠色植物，隨時都有光化學效應在體內產生，像是人體的皮膚在陽光的作用下，製造出維生素D，以及植物葉綠體藉由陽光照射，合成出氧氣。

臨床使用雷射最有名的例子，就是皮膚病灶的治療，藉由照射特定劑量和波長的雷射光線，使組織吸收雷射光，產生光化學效應，來治療疾病。

▼ 2. 光熱效應

即是藉由增加局部溫度的方式來加強動能，進一步形成溫度梯度，達到快速代謝發炎分子、擴張血管和充血的效果，以增強局部的修復。

▼ 3. 光生物調節作用

在使用雷射照射組織時，會改變其生理及代謝功能，透過這樣的效應，來增加組織的修復效果，譬如臨床上的一些皮膚傷口癒合，以及脫落毛髮再生，都是光生物調節作用的例子。

雷射針灸的好處

1. 無痛

試想全世界為了一個「痛」字，每年要砸下多少資金研究！當然針灸在標榜治療疼痛的效果非常不錯，在我的臨床經驗中，許多疾病藉由針灸，都能改善疼痛，進而減少止痛藥物的使用。然而針灸本身也有一個大問題，就是入針和進針時，容易造成痠痛不適感，令許多「怕痛的患者」望之卻步。

我常常在門診遇到很多慢性扭傷患者，是針一兩次就獲得大幅度改善的，但是他們之中，有些人會在下一次門診時和我反應：「醫師，我的症狀雖然好很多，但是我從小就怕打針，那個痠脹的感覺和進針的痛感，每次都讓我流一身汗，嚇到快哭出來！

能不能吃吃中藥就好呢？」

面對這樣的患者，早期是令我十分頭痛的，只好用開藥或是穴位按摩的衛教方式處理，但現在有了雷射針灸儀之後，這樣的問題就輕鬆解決啦！不只是大人，小孩更是雷射針灸的愛好族群，尤其是一哭鬧起來，就會把診間整個翻過來的小朋友們，完全不痛的雷射針灸治療，對他們而言簡直是一大福音。各種看到針就逃之夭夭的孩童，在接觸雷射針灸後，都不再害怕進來中醫診間，甚至還會很主動的說，要請醫師幫他們「嗶嗶治療」。

▼ 2. 安全性高

任何治療的安全性，都應該納入首要的考量，若是效果好但又有高危險性，則往往會在治療後衍生許多問題，而雷射針灸無疑是非常安全的方式！

如同前述，雷射針灸的雷射等級為「3B」，較為溫和，且我們在一個穴位給予的能量，大約為0.5～3焦耳，這樣的刺激是不至於產生危險性的。任何能用傳統針刺的疾病，都能使用雷射針灸來進行治療。但需要額外注意的是，雷射針灸不能直接照射局部器官，如眼睛、睪丸、卵巢、子宮和腫瘤，在臨床治療時，要記得避免。

▼ 3. 操作時間短

針灸針滯留於孩童身上，是一件比較有安全疑慮的事情。有些孩童無法在留針的期間保持不動，隨意的移動四肢就很可能會產生針灸針掉落、彎曲、甚至斷裂的危險性。而雷射針灸就完全沒有這樣的問題，它操作完後治療也就結束，患者不需要拔針，大幅降低病人危險事件的發生。

▼ 4. 提供不同深度、不同經絡、不同程式的頻率選擇

雷射針灸的應用層面非常廣泛，面對不同深度、不同經絡，設計不一樣的程式來執行針灸，就好比我們的針有長短粗細之別一般。在戰場上面對各種不一樣的敵人，雷射針灸能提供各式特殊頻率的武器讓醫師運用，緊接著，我們就依照幾個臨床上常使用雷射針灸治療的適應症做介紹。

一、雷射針灸之於自閉症……

小彰是個4歲的小男孩，隨著這些年逐漸長大，父母漸漸發現他和一般同齡的孩子有些不同，常常叫他都沒什麼反應，也不太喜歡和人有眼神上的接觸，更不願意與人交流。有時會重複做一些動作，例如反覆將自己的玩具排列整齊，且不容易表達自己的感覺。在父母察覺有異後帶到醫院就診，醫師告知才發現小彰可能是自閉症的兒童。

◈何謂自閉症？

台灣自閉症的人口數可說是逐年增加，其中男性略高於女性，而且科學家仍然不明白真正造成自閉症的原因是什麼，或許可能和基因、高齡父母相關。目前自閉症已被納入「自閉症類群障礙（Autism Specturm Disorder, ASD）」的範疇，包含亞斯伯格症在內，都歸類其中。

◈中醫該如何介入？

中醫古書並沒有「自閉症」這樣的病名，但可能與書籍記載的「視無情」、「目無情」、「胎弱」相關。在病機上來說，和心、腦、肝腎等臟腑有較密切的關係。面對這樣的孩童，帶來中醫診間時，常會讓醫師傷透腦筋，這些孩子多半沒辦法乖乖配合醫師針灸，且開藥有時也不願遵醫囑，一個禮拜沒吃幾包藥，這時無痛的雷射針灸，就能發揮它的影響力。

雷射針灸在面對這樣問題時，選用的穴位仍是以頭皮部位為主，舉凡像是百會、

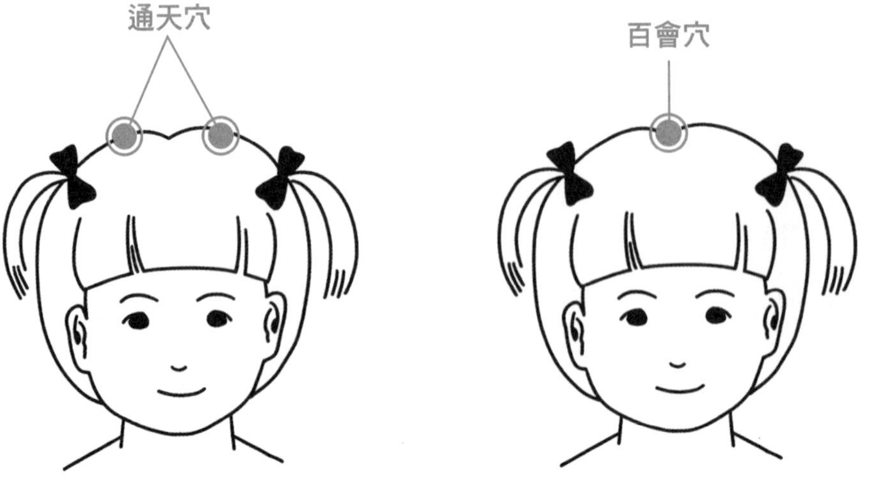

通天、智三針、四神聰、顳三針，都能拿來加減運用，有時則可搭配太谿穴、內關穴、足三里穴、陰陵泉穴等。根據二〇二〇年一篇較新的研究指出，該團隊將46名ASD患者分為兩組，一組以雷射針灸方式治療，另一組則為對照組治療。結果發現，雷射針灸組在社交能力以及語言能力上，都比對照組效果好，這或許可以提供一個雷射針灸應用於ASD疾患的參考依據。

◈不只是自閉症，腦麻和口吃也能用雷射針灸？

臨床上不只是自閉症類群障礙，許多腦神經系統發育的疾病，雷射針灸或許都能提供一些幫助。前面篇章提到的腦性麻痺，一樣能選用雷射針灸治療。

一篇二〇一六年的論文研究寫到，他們將40名CP（腦性麻痺）患者分成實驗組和對照組。實驗組接受雷射針灸治療和物理治療；對照組只有單純接受物理治療。結果發現，雷射針灸治療腦麻患者，雖然對於關節活動範圍（Range of motion），和粗動作功能評估（Gross Motor Function Measure, GMFM）沒有顯著的好轉，但對於其肌肉張力改善是有顯著差異的。研究認為，雷射針灸對減輕腦麻患者的肌肉痙攣具有幫助，或許能藉此改善他們的肢體活動。

除了腦麻之外，還有一篇二〇一五年的論文，在探討雷射針灸治療口吃的問題。研究發現，口吃經過三個月的雷射針灸和語言治療後，比單純的語言治療來得更有幫助！無論是演講的速度，或是口吃的字數，雷射針灸組的成果都較為優異。

這不禁讓我想到「王者之聲：宣戰時刻」這部電影，影片中的英國國王喬治六世，為了口吃問題傷透腦筋，在辛苦經歷一系列的語言訓練後，終於在二次大戰爆發時，發表一篇著名的戰時演說，鼓舞了全國軍民。試想那時如果有雷射針灸的協助，效果會不會更加快速且顯著呢？

二、有沒有聰明穴可以按？

記得在數年前，韓國職業棋士在比賽期間頭上插針的新聞，可說是將頭皮針的討論度衝到了新高點。門診許多病人，都會詢問所謂的「聰明針」或是「聰明穴」，想幫助自己提高記憶力和專注度，究竟中醫存不存在這樣的獨門祕方呢？

要解釋這樣的問題，必須要談到中醫針灸的一些原理。施針在一個穴位上，從中醫來看，就是一個「調度氣」的過程。藉由經絡這些通道，讓氣可以到施針的穴位，甚至是整條經絡來發揮它的功效。了解這個觀念之後，再來看所謂的聰明穴，其實道理是非常簡單的。

◈百會穴＋四神聰穴＝加強版的百會穴

我常常使用百會穴搭配四神聰穴，來處理智能發展障礙、失智症，甚至是想要加強專注力的患者。百會穴為督脈的穴道，能貫通諸陽各經，有提升陽氣的作用，因此若是一身的氣都沒辦法上提至頭面部的話，就容易會有精神萎靡，或是注意力不專注的情形發生。這時候針刺或按壓百會穴，即是利用調度氣的方式，讓氣引至頭部，自然能改善精神狀況。

至於四神聰穴，就是百會穴前後左右各相距一寸處的四個穴位，可以理解成加強百會穴的功能，藉由針刺鄰近的五個穴位，更強化了調度氣的方式。而雷射針灸也可以如此運用，來治療發展遲緩的小孩。

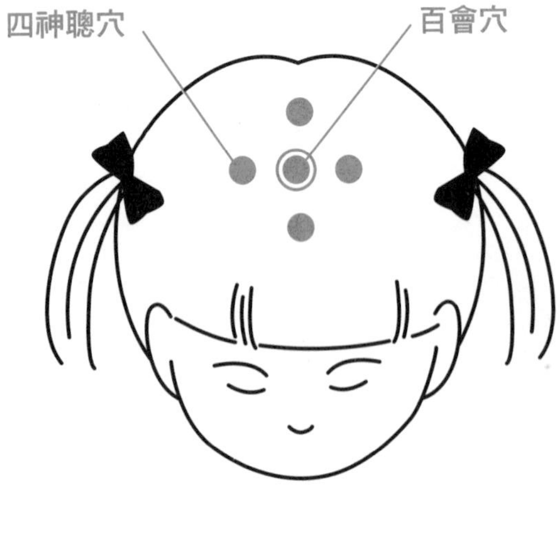

常用穴位之取穴

- 百會穴：頭頂正中線與兩耳尖端連線的交點。
- 四神聰穴：位於頭頂正中，百會穴前後左右各相去一寸處共四個穴位。

除了使用雷射針灸處理百會穴搭配四神聰之外，中醫非常強調「補腎」，《黃帝內經》所說的「腎主骨，生髓，通腦」，代表腦部的發展，需要藉由腎的充養和供應，才能逐漸完備。

◈小兒補腎常用的名方——六味地黃丸

六味地黃丸記載於《小兒藥證直訣》，是北宋兒科聖手錢乙所撰，此書對宋代以後兒科學的發展具有重要影響，可說是必備參考書。六味地黃丸是現代中醫師最常開立的幾個方劑之一，主要針對的是腎陰虛的體質，由於錢乙認為小兒屬純陽之體，隨意的補腎陽，容易造成動火陰傷的可能，因此設計了這個補腎陰的妙方，現代也擴充應用於糖尿病、眼病、腎病以及各種慢性疾病當中。

以今日的生活背景來說，常常熬夜、嗜吃油膩辛辣、久看3C產品，確實都一一在耗傷我們人體的陰液，也因此，六味地黃丸在現今的角色，可說是越來越重要。但要注意的是，腎陰虛的患者才適合，臨床多半有口乾、唇舌紅、睡不好、身材偏瘦、盜汗、腰痠、脈細數等症狀。民眾請勿隨意服用，需找合格的中醫師開立才好。一般人如果想要簡單的做到補腎顧腦，我會建議採用山藥枸杞粥來食療。山藥和枸杞都是非常平和的補腎藥物，同時富含營養，味道和口感也都很適合小孩，可以讓他們吃得開心又健康。

【山藥枸杞粥】

- **材料**：山藥3兩、枸杞5錢、小米和冰糖皆適量。
- **做法**：
  1. 將所有材料洗淨後，山藥去皮切成小塊，和小米都分別用清水浸泡。
  2. 將小米和山藥連清水一起倒入鍋內，視情況加水。大火煮開後，轉小火熬40～50分鐘左右，煮到粥變稠後加入枸杞再煮5～6分鐘，調入冰糖即可。

小故事

阿嬤的寶貝

每天開診前，我都習慣審閱當天的患者資料，以便看診時能快速掌握病人的狀況。初診患者孟婷（化名）是一個14歲的小女生，有先天性染色體及發育遲緩的問題，父親有癲癇史，母親則是智能不足，她在小兒神經內科也定期追蹤癲癇的問題。

帶她來的是阿嬤，詢問月經剛來的孟婷，有沒有需要青春期調理或轉骨方。她的身高是156公分，但已經比預期平均身高152公分高出不少，加上月經剛來，也沒有什麼過敏、睡眠或飲食的問題，我覺得應該是不需要轉骨方。

阿嬤又問，那可以幫她避免癲癇發作嗎？審視用藥史，我發現妹妹除了Q10、維生素等營養保健品外，西醫又幫她開了三種抗癲癇藥物，但目前腦波和抽血各項檢查，都呈現穩定狀態，照理來説，應該不需要用到這麼多種抗癲癇藥物才對。

阿嬤似乎看出我的疑惑，悲從中來說到，其實西醫也有打算要幫妹妹減藥，但她實在太怕孟婷又癲癇發作，「醫師你都不知道，她五年前發作後，整個人退步好多，話都不會講，筆也拿不穩，現在都還沒復原完全。我不求她有多會念書，有多好的成就，只希望她長大後能照顧自己，養活自己。」

阿嬤不禁潸然淚下，又趕快擦掉眼淚。我先同意阿嬤的看法，癲癇發作的確有如腦中大地震一般，會破壞很多功能，復健的路也很漫長不容易，但也請她不用擔心，或許可以藉由中醫的介入，在不影響生理下，慢慢調整西醫的用藥。

看診的過程，妹妹都保持微笑，乖乖坐在位子上，對我的問題也會簡單應答，其實看不出來和一般孩子有什麼不同。唯獨我詢問她針灸的意願時，她害怕的搖搖頭，所以只好先開立口服中藥，搭配指導穴位按摩：百會加四神聰。

人的慾望是無窮的。孩子健康時，希望他乖巧懂事；孩子會讀書時，又期待他賺大錢有成就。一階一階的堆疊上去，其實忘了孩子不屬於我們，他有自己的路要走，為人父母，只能祝福和支持，就像孟婷的阿嬤，而孟婷有這樣的長輩，又是何等的幸福。

三、雷射針灸也能處理情緒問題喔！

◈可怕的升學壓力，讓台灣的孩童越來越憂鬱

現代的社會壓力越來越大，曾以為高等教育的開放，會使「補習」二字銷聲匿跡，想不到竟變本加厲。「補習班」如雨後春筍般出現，教學生如何掌握考題趨勢拿高分，從國高中升學補習班，到小學才藝班，甚至是考公職、考研究所也要大補特補。

我曾經治療過高中生除了上學之外，平日每天晚上和假日都在補習班念書上課，試想這樣的壓力，父母能否有辦法承受呢？而隨著各種壓力以及家長望子成龍的心態，孩童在不自覺中，就很容易產生憂鬱、焦慮的情形。

當然不只是學業，包含社交人際關係、感情世界、以及家人之間的互動，都會影響到小孩的心理發展。尤其近年來自殺的學生越來越多，這些想不開的孩子，大多數都是台灣最優秀的人才，實在是一件非常令人痛心的事情！

◈處理情志問題，掌握心肝二臟

面對各式各樣的壓力，久了就容易產生憂鬱、焦慮、恐慌等情志上的問題，中醫有所謂的「七情所傷」，談論的也是情緒如何影響一個人的生理。在面對這樣的問題時，中醫多半會從「肝」和「心」著手治療。

前面章節所提到的天王補心丹、神門穴以及柏子仁茶，可以妥善處理考試緊張失眠的問題，但長期的壓力則不太一樣。人體最大的情緒調節系統就是「肝」，中醫的生理學中，肝具有疏泄的功能，是調暢我們一身氣機的重要臟器。

你可以把身體想像成一個房間，如果通風不良，就很容易會有悶熱的感覺；肝的調動疏泄功能，就好比是將房間的窗戶打開一樣，也像是室內空調，負責讓空氣流動。如果壓力太大，氣機的調暢不足時，就會產生「肝鬱」的現象，整個體內的氣缺乏流動，人當然會產生各式各樣的情志問題。而我們臨床最愛用的，便是「柴胡」類的方劑了。

如逍遙散、柴胡疏肝湯、小柴胡湯、四逆散等等，都是能將人體「使空氣流通的窗戶」重新打開的妙招。這些理氣疏肝藥，我喜歡稱之為「快樂藥」，一吃竟能讓體內肝的調節通暢，悶住的氣機重新展開流動，那你一定會接著問，「醫師，有所謂的快樂穴嗎？」

◈ 善用肝膽經穴位，幫你走出低潮

人體的肝膽經，是管理調暢氣機很重要的經絡，所以我們常常聽到有人在說，要敲肝膽經才養生，無非就是這個道理！幾個重要的大穴，如外關、支溝、陽陵泉、太衝和曲泉，都具備這樣的功能。話又說回來，雷射針灸也能在情緒問題發揮功效嗎？從臨床經驗和一些初步的研究來看，似乎是有點幫助的。

根據一篇二〇一三年澳洲的研究顯示，選擇曲泉、巨闕、太谿、期門、神門這些穴位，來用雷射針灸治療，並用各種不同的憂鬱量表做統計，發現雷射針灸介入後，在部分的統計量表有不錯的療效。這篇文章選用的，是心經和肝經的穴位為主，臨床上也能搭配膽經的穴位來增強效果，或是再加上上述的柴胡方劑，讓一肚子悶氣瞬間一掃而空！

好健康 0HDA4047

五分鐘經絡按摩，幫孩子調體質、強身健體

作　　者：孫茂峰、王宏銘、張絜閔
主　　編：黃佳燕
文字修潤：羅煥耿
封面設計：比比司設計工作室
內頁編排：王氏研創藝術有限公司

總 編 輯：林麗文
副 總 編：梁淑玲、黃佳燕
主　　編：高佩琳、賴秉薇、蕭歆儀
行銷企畫：林彥伶、朱妍靜

社　　長：郭重興
發 行 人：曾大福
出　　版：幸福文化／遠足文化事業股份有限公司
地　　址：231 新北市新店區民權路 108-1 號 8 樓
網　　址：https://www.facebook.com/happinessbookrep/
電　　話：（02）2218-1417
傳　　真：（02）2218-8057
發　　行：遠足文化事業股份有限公司
地　　址：231 新北市新店區民權路 108-2 號 9 樓
電　　話：（02）2218-1417
傳　　真：（02）2218-1142
電　　郵：service@bookrep.com.tw
郵撥帳號：19504465
客服電話：0800-221-029
網　　址：www.bookrep.com.tw

法律顧問：華洋法律事務所　蘇文生律師
印　　刷：通南彩色印刷有限公司
二版一刷：2023 年 3 月
定　　價：390 元

國家圖書館出版品預行編目資料

5 分鐘經絡按摩，幫孩子調體質、強身健體 / 孫茂峰，王宏銘，張絜閔著. -- 初版. -- 新北市：幸福文化出版社出版：遠足文化事業股份有限公司發行，2023.03(好健康)
ISBN 978-626-7184-94-3(平裝)
1.CST: 經穴 2.CST: 養生

413.165　　112002729

本書為《名中醫的兒科診療法》二版